肩全体をつまんで
痛みの出る場所、
出ない場所を探ってみてください。
痛みの出る場所を見つけたら、
今度は小さく細かくつまんで
グニグニ動かしましょう。

これだけで、肩の痛みは
かなりやわらぎます。

というわけで、
少し肩を軽くして
この本を読んでみてください。

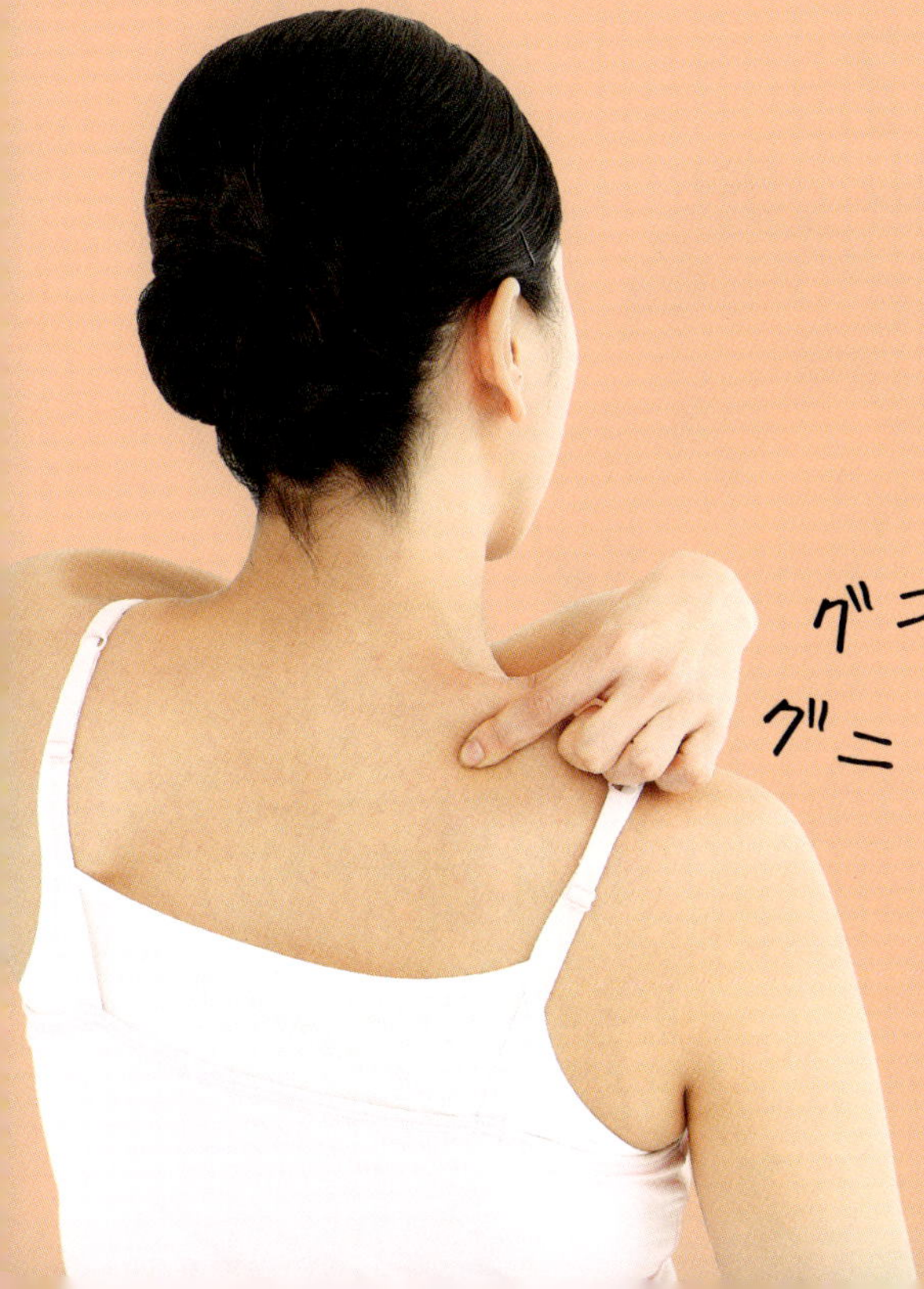

肩こり、我慢していませんか？

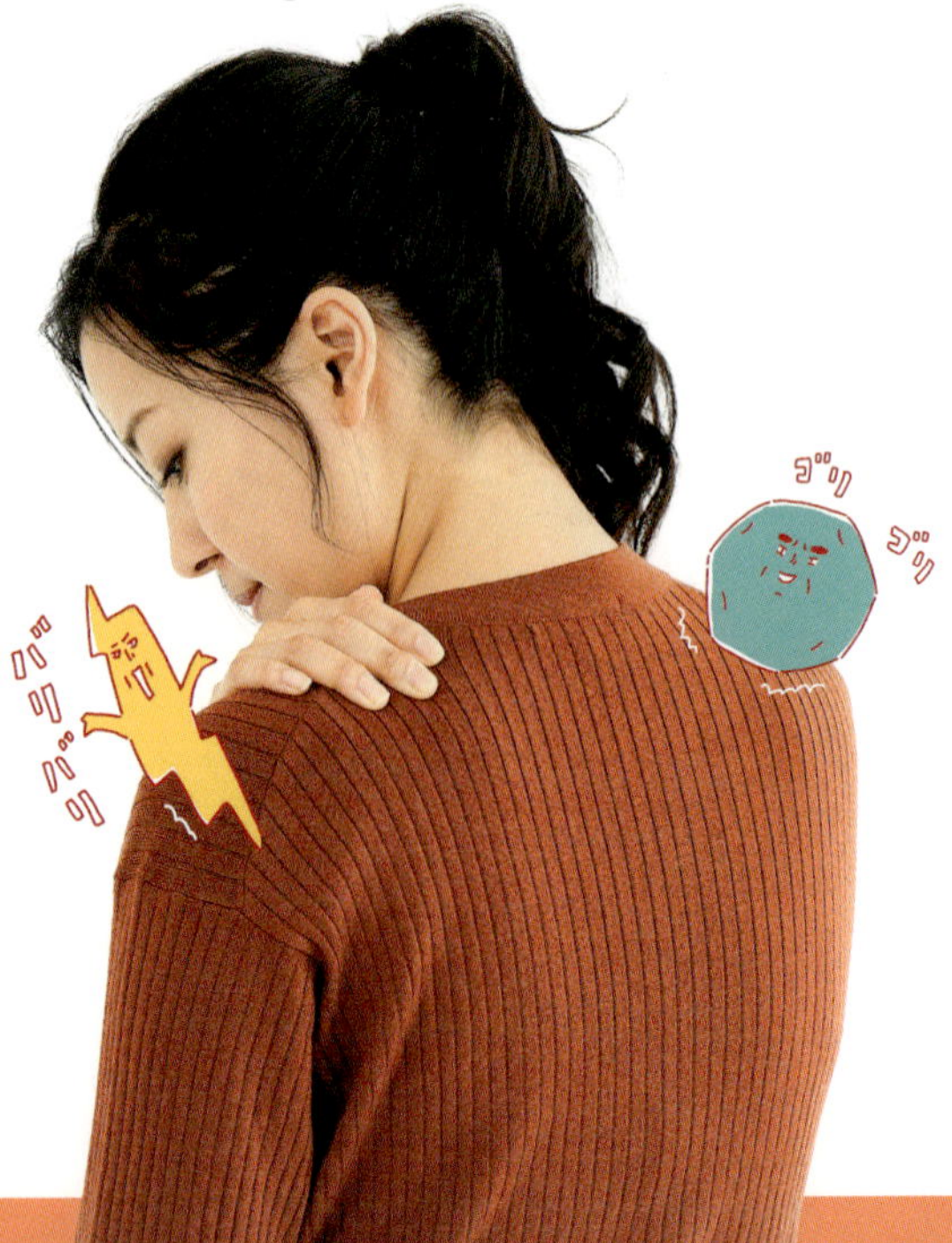

肩こりは、あまりにも多くの人が抱えているがゆえに、
語られることの少ない悲しい症状です。
でも、この本を手にした人なら、わかると思います。
肩こりがもたらす違和感、倦怠《けんたい》感、疲労感、鈍い痛み……
ツラい人は、本当にツラい。それが、肩こりです。

人に話しても、「わかるよ」と言われて終わり。
病院に行っても、「悪くなったらまた来てください」と言われて終わり。
理解されないツラさは、
いつしか「我慢すればいい」という気持ちに変わりやすいものです。

しかし、肩こりは、ちょっとした運動とちょっとした心掛けで
治すことができるのです。

そこで、さっそくですが、肩こり改善のために厳選した体操を6つ紹介します。
各体操には、やり方がわかる動画も特典としてつけていますので、
固まっている体を、まずは動かしてみてください。

肩こり体操
1
首エクササイズ

肩こりになると、緊張で筋肉が固まり、本来の動きを忘れがち。
まずは、自分で首を動かして筋肉の緊張をほどき、
役割を取り戻していきましょう。

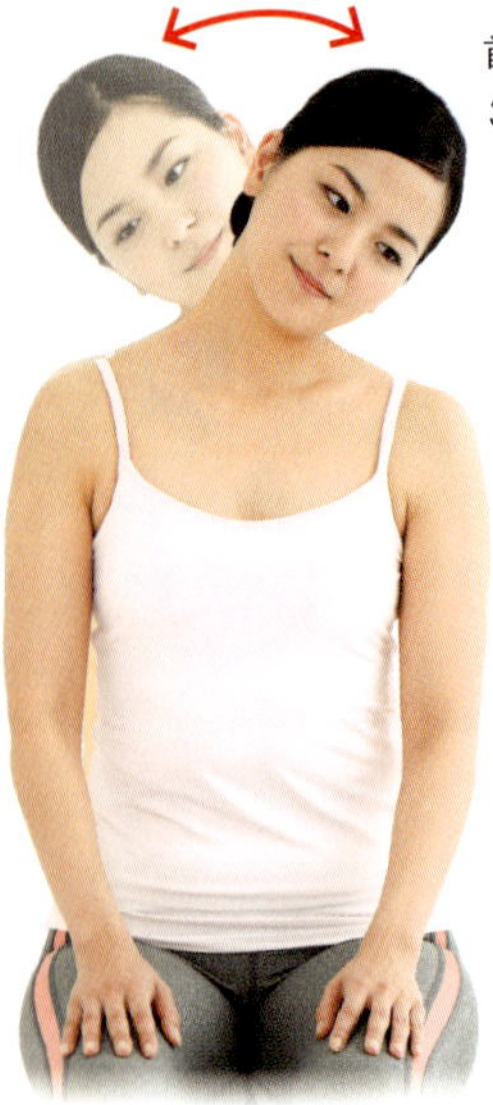

首を左右に倒します。
３往復行います

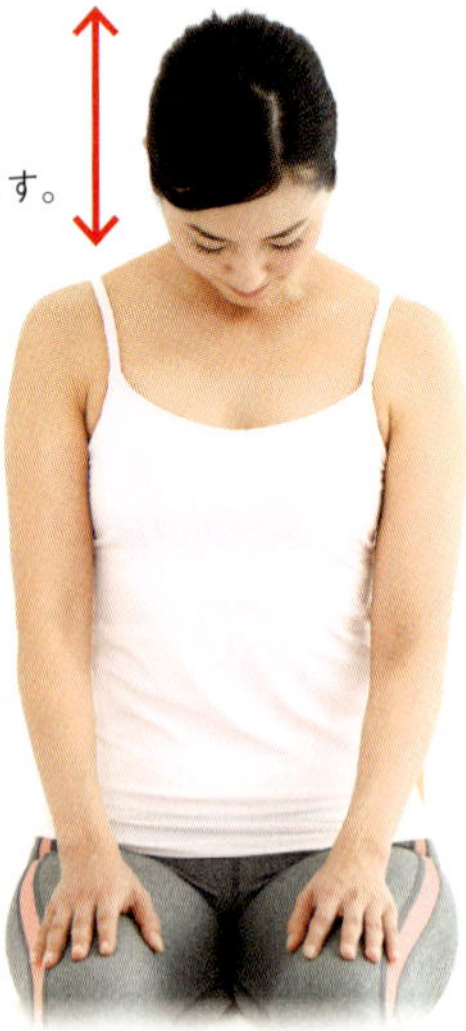

首を前後に倒します。
３往復行います

POINT

▶ゆっくり、なるべく大きく動かす
▶筋肉が少しずつゆるんでくるのを感じながら行う

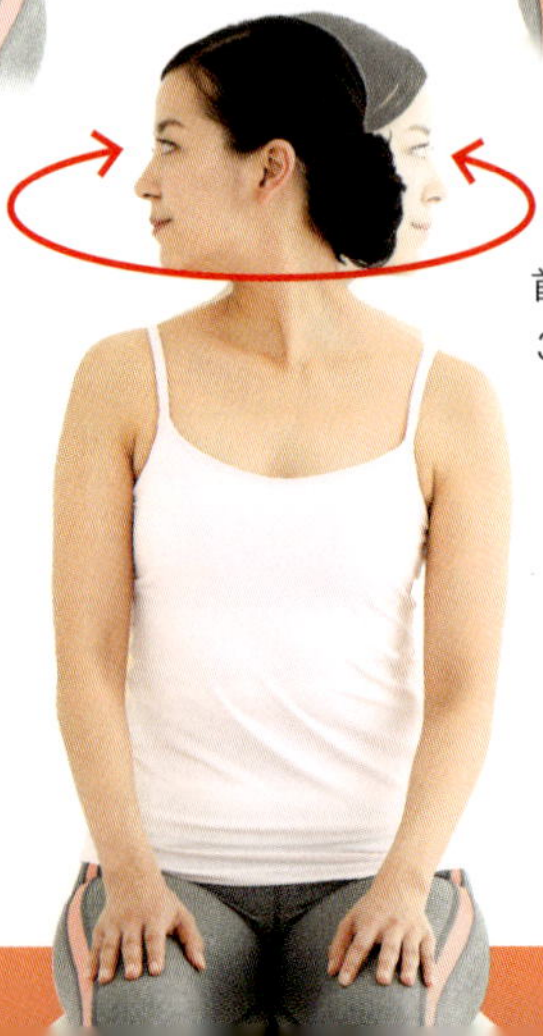

首を左右に回します。
３往復行います

NG

適度な筋緊張を起こすのが目的なので、すばやく動かしたり、動かす範囲が狭かったりしないように

首エクササイズ　座ったままできるので、気付いたときに何度でも行いましょう

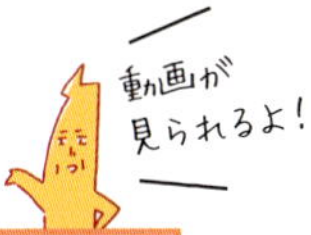

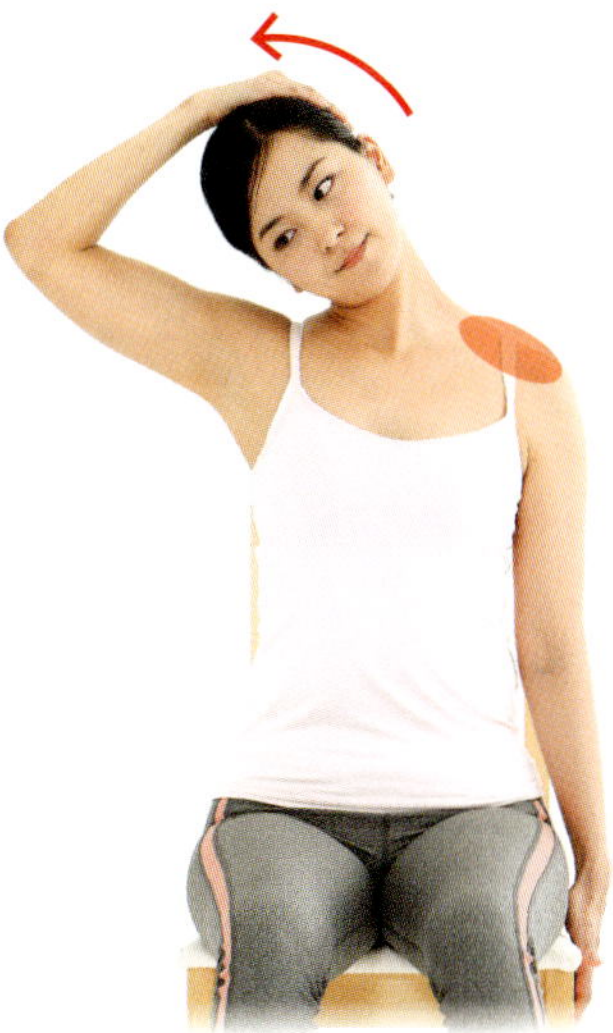

右手を頭の上に置き、右側へ押し下げるようにします。そのまま5秒ほどキープ。手を変えて、反対側も同様に行います

右手を頭の上に置き、右ななめ前へ押し下げるようにします。そのまま5秒ほどキープ。手を変えて、反対側も同様に行います

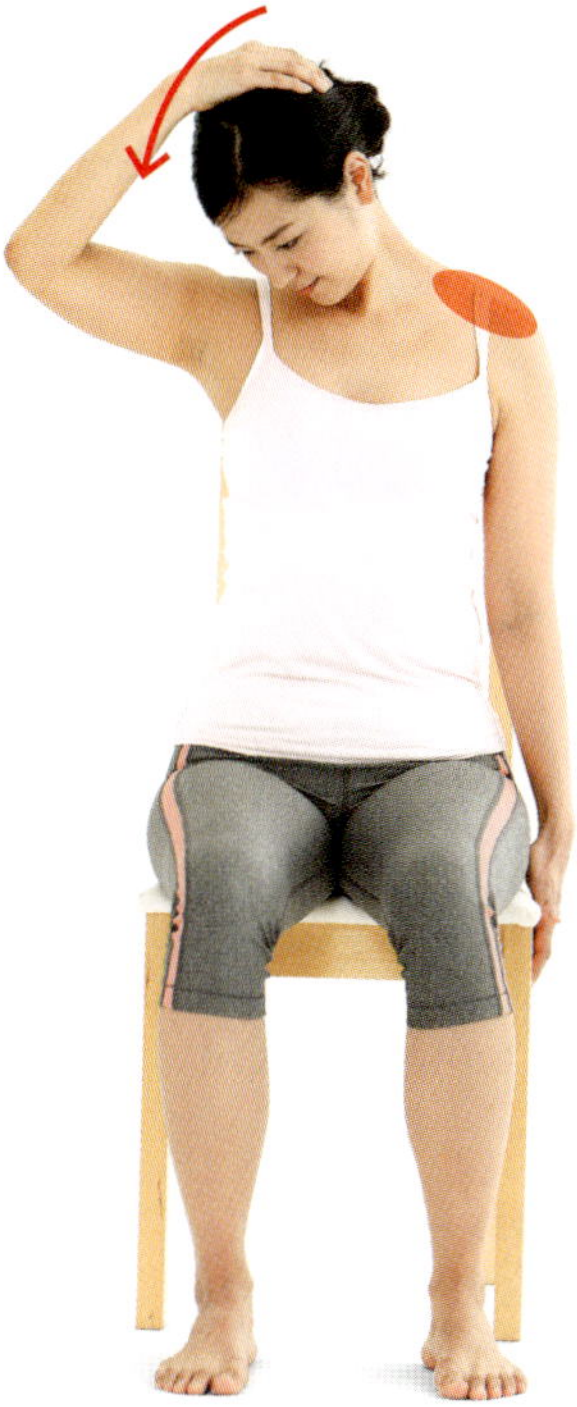

POINT

伸ばされた筋肉が張っていくのを感じてから手を離し、力が抜けていく感じまで味わう

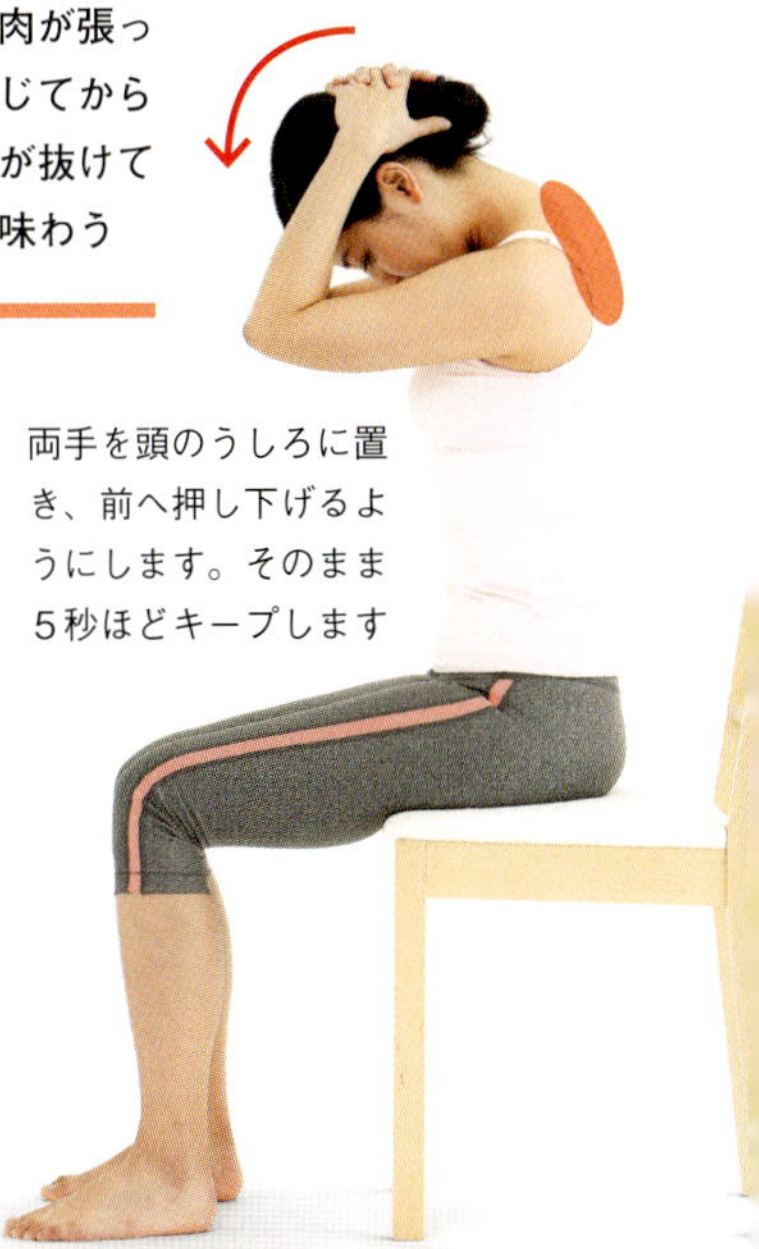

両手を頭のうしろに置き、前へ押し下げるようにします。そのまま5秒ほどキープします

肩こり体操

2

ギューストン

緊張で固まった筋肉は、ゆるむことを忘れてしまいます。
そこで、ギュッッと収縮させると、ふわ〜っとゆるむという
筋肉の性質を利用して、肩の筋肉をほぐしてあげましょう。

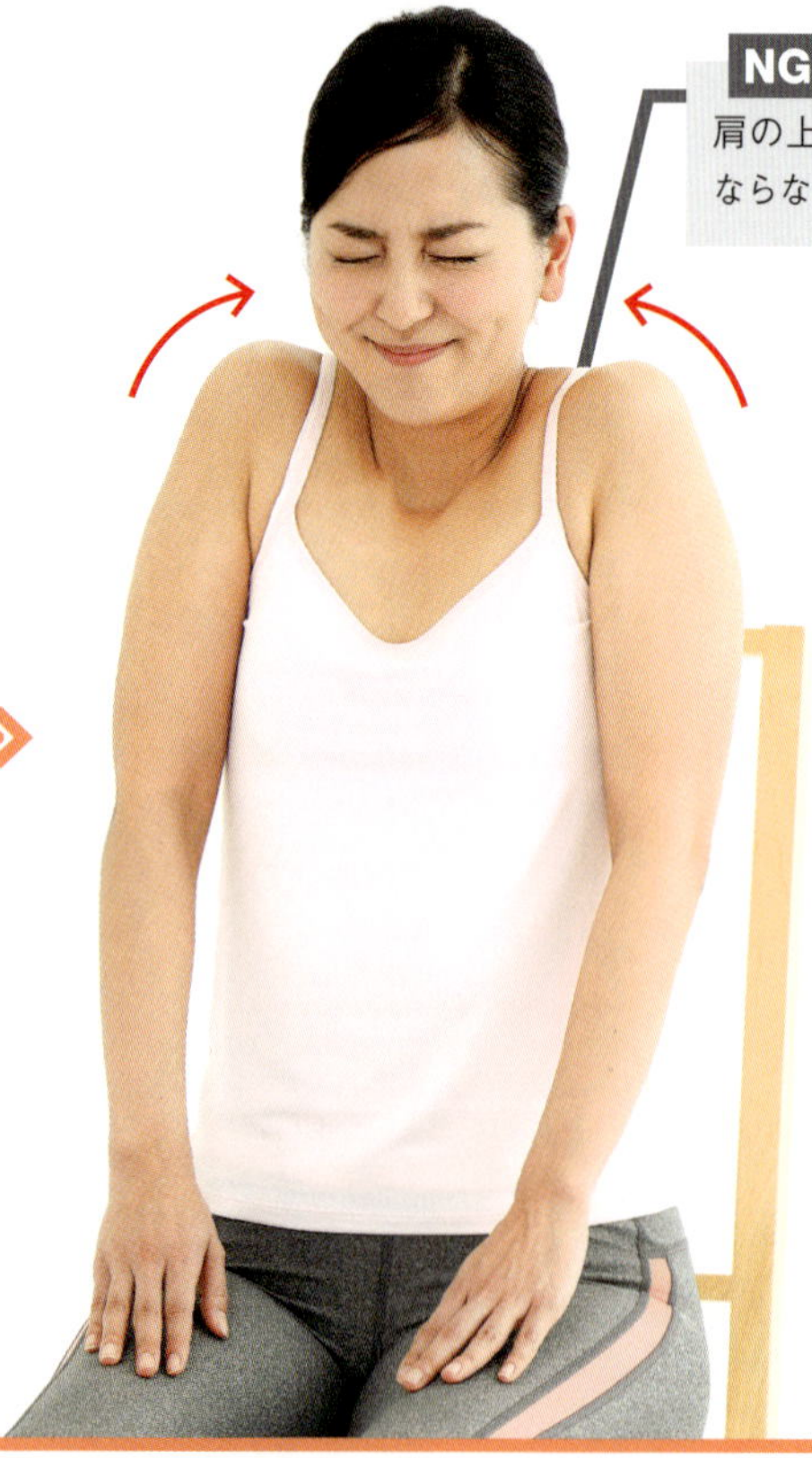

NG
肩の上げ幅が少なくならないように

両肩を思いっきり上げます

ギューストン 座ったままできるので、気付いたときに何度でも行いましょう

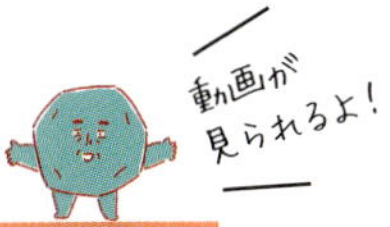

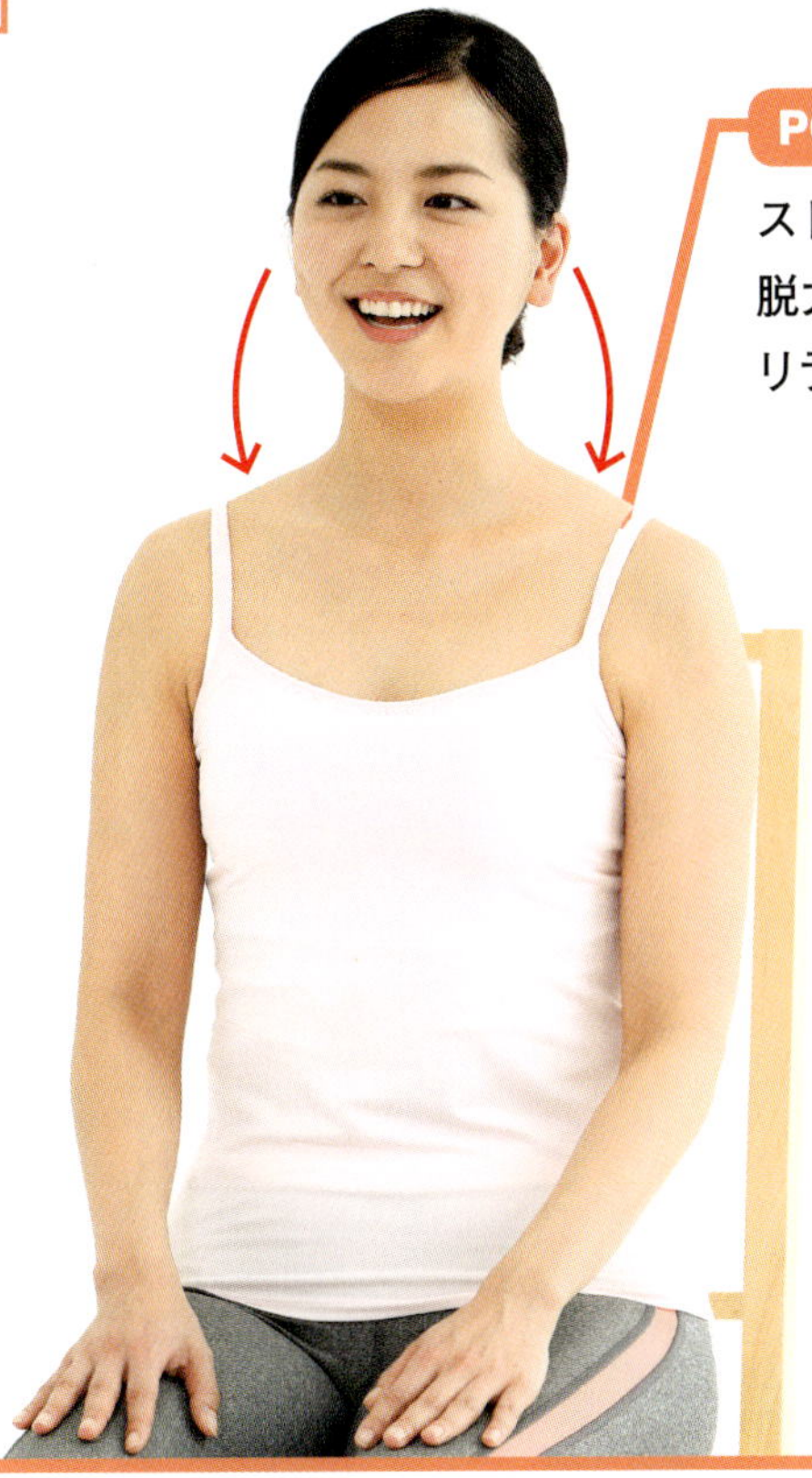

POINT
ストンと一気に
脱力して、
リラックスする

肩の力を一気に抜きます。
これを3往復行います

肩こり体操
3

若返りトレーニング

首が前に出て、背中の上のほうが丸まっている人は、
この体操で、胸椎（胸部にある背骨）を正しましょう。
胸がピンと張った若々しい姿勢に生まれ変わります。

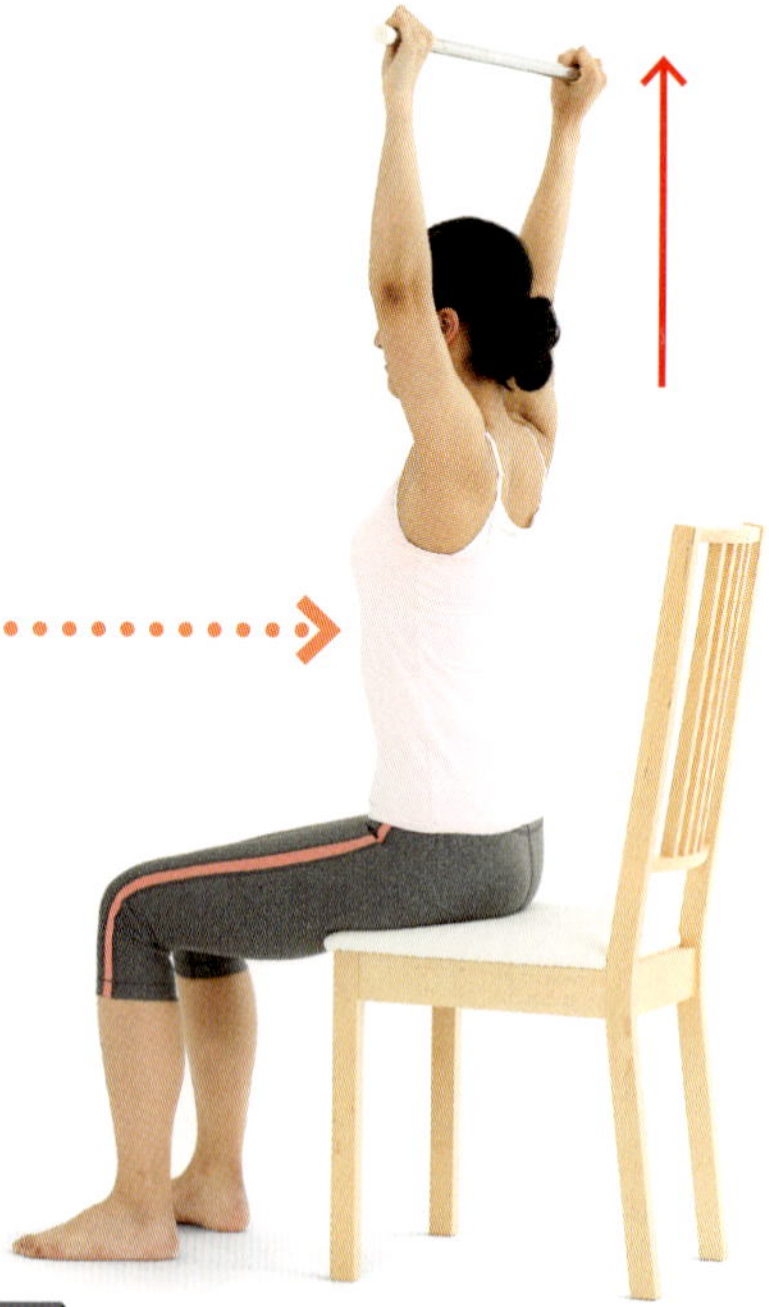

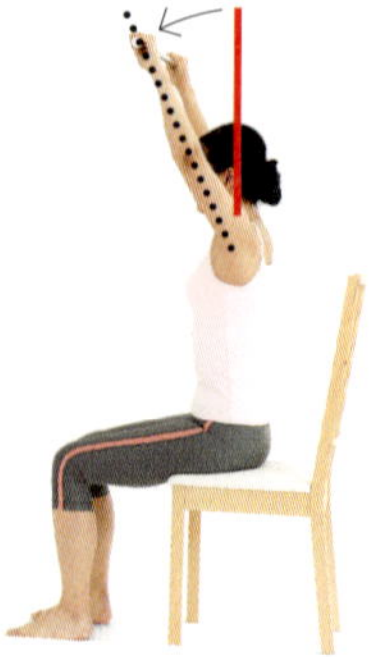

NG

棒が頭の前方にいってしまわないように。まっすぐ上げることを意識する

両手で棒を肩幅に持ち、まっすぐ上げます

頻度を増やすほど効果が上がるので、何度でも行いましょう

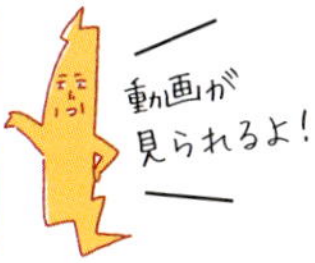

POINT

まっすぐ前を向き、
棒が下がってきても
頭の位置が
変わらないように

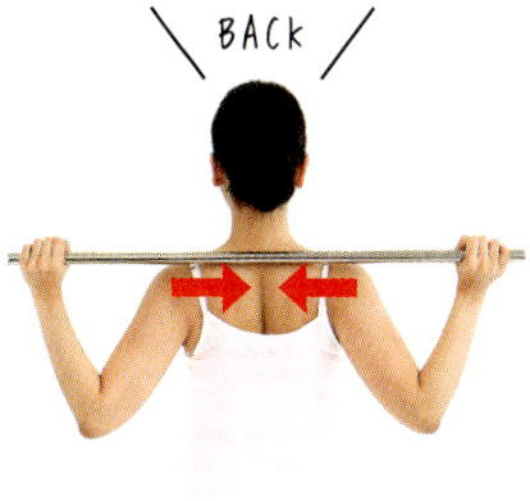

肩甲骨を寄せるようにしながら、
棒を下ろす

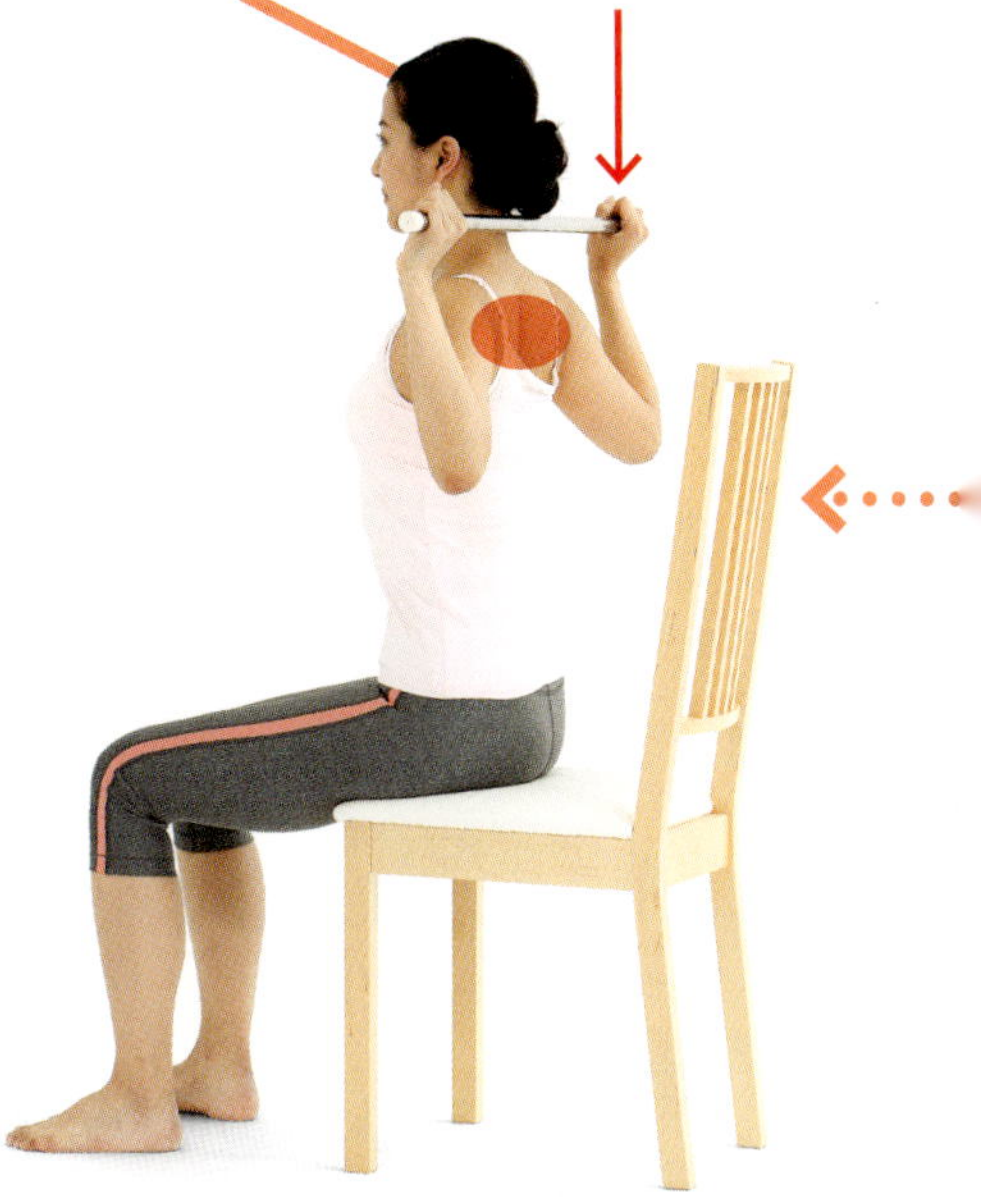

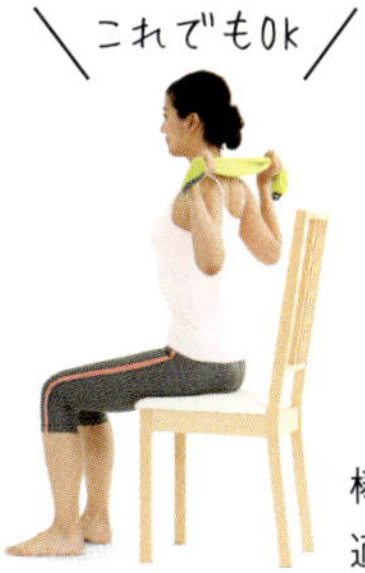

棒のほうが動きが定まりますが、
適当な棒がない場合は、タオルでも構いません

**頭のうしろを通すようにして、
棒を下ろします。これを10往復行います**

肩こり体操
4
肩甲骨クローズ

日常生活では意外と少ない“手を上げる”という動作で、
活発に動く肩甲骨を感じてください。
肩こり改善に留まらず、よい姿勢をつくるのにも効果的です。

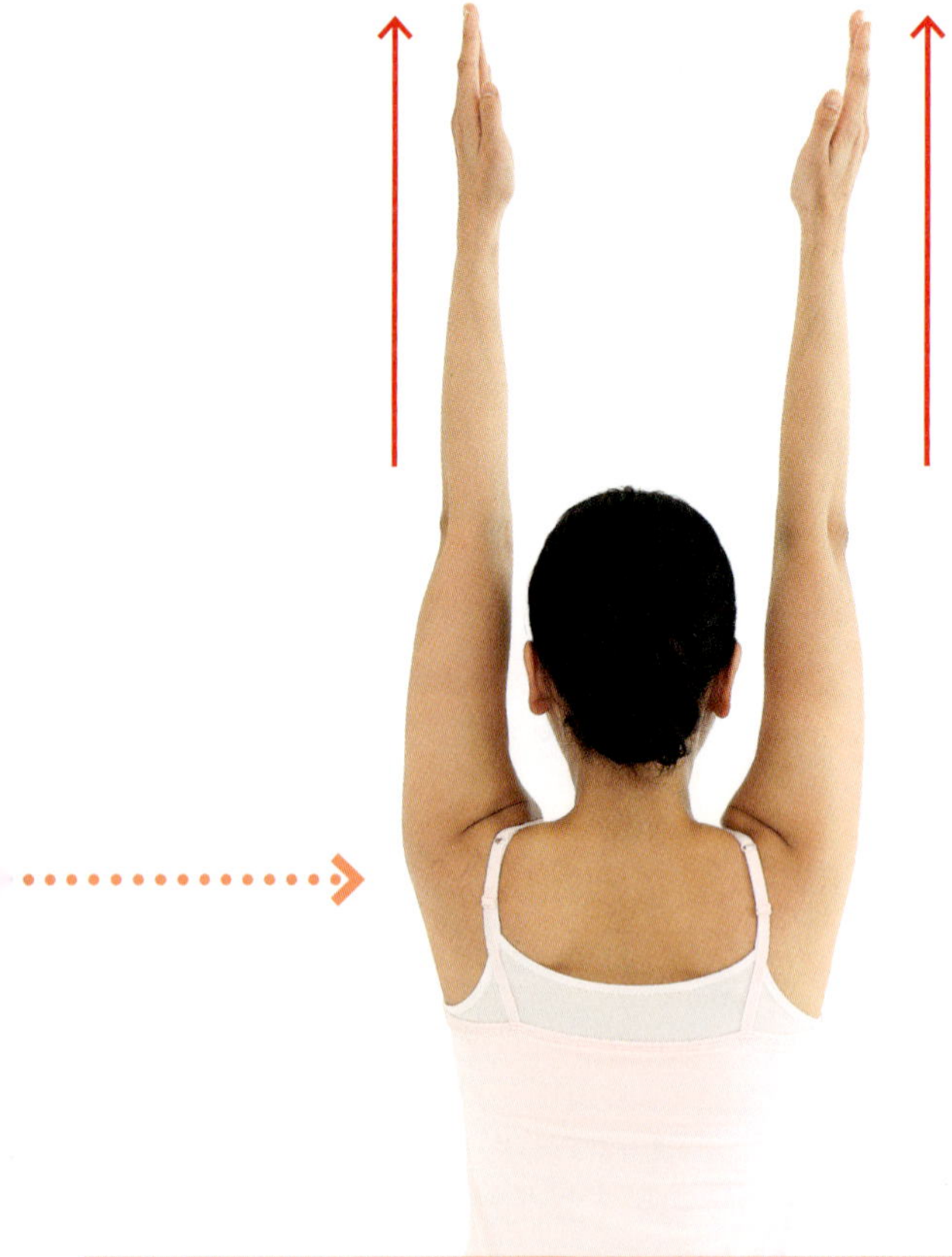

手のひらを内に向けるようにして、
腕を上げます

肩甲骨クローズ 頻度を増やすほど効果が上がるので、何度でも行いましょう

動画が見られるよ！

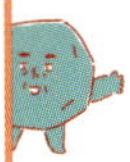

NG
腕を下げたとき、肩のこっている部分に力が入ってしまうことがある。一度上げてから、腕の間隔を少し広げてみるなど、微調整しながら、肩甲骨の下部がグッと動くポイントを見つけ出す

POINT
上げ下げには3秒ずつかけて、ゆっくりと行う

POINT
腕を下げたとき、肩甲骨の下部に力が入ることを感じる

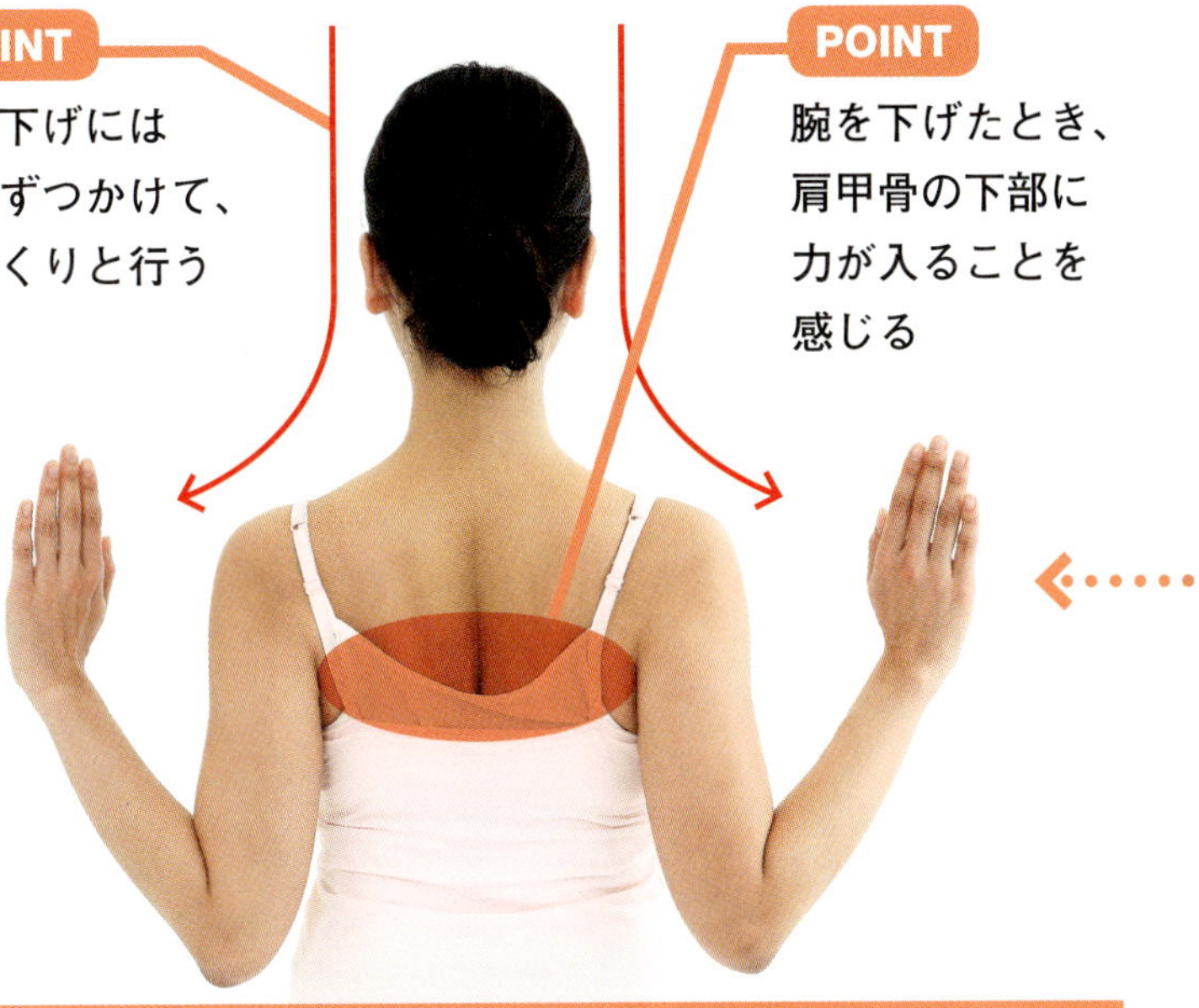

手のひらを外に向けながら、腕を下げます。
これを10往復行います

肩こり体操
5

腹凹《へこ》体操

じつは、肩こりの人は腰も弱っていて、
姿勢の乱れを生み出す要因となっています。
そこで、腰まわりの筋肉をかんたんかつ効果的に鍛えるのが、この体操。
体幹が鍛えられるので、運動不足の人にもおすすめです。

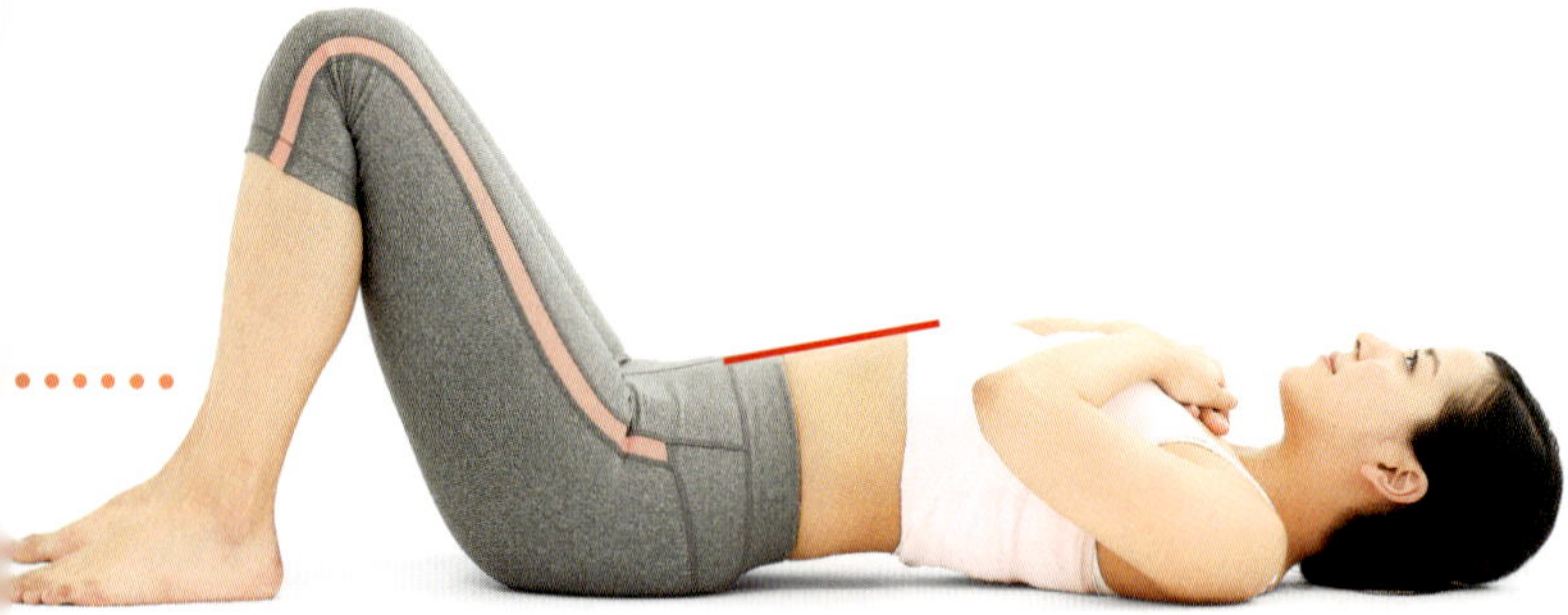

あおむけになります

生活のなかに取り入れやすいので、気付いたときに何度でも行いましょう

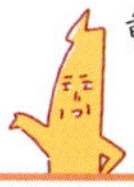

POINT

つい力が入ってしまうので、
リラックスして行う

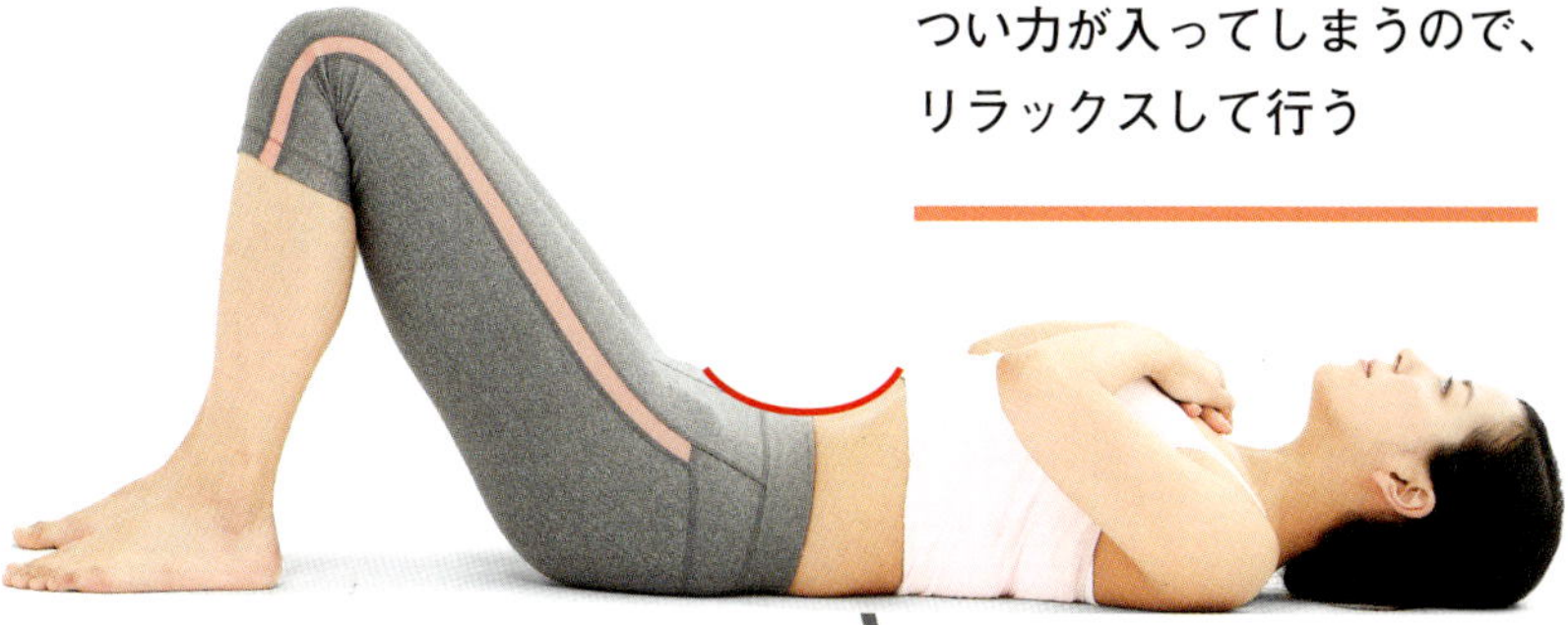

NG

お腹とともに、背中まで
反らせてしまいがちだが、
凹ませるのはお腹だけ

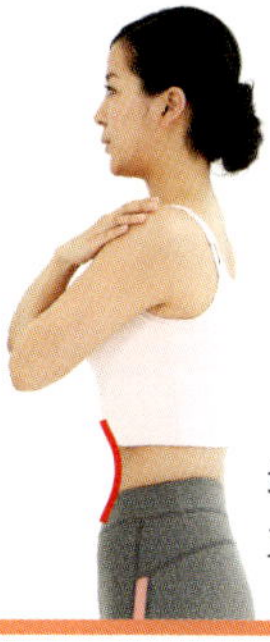

最初は寝ながら行うのがおすすめですが、
立った姿勢や座った姿勢でも構いません

**全力の80%くらいの力でお腹を引っ込めて、
そのまま10秒ほどキープします**

肩こり体操

6 超土下座

長年、肩こりと付き合っている人は、肩甲骨だけでなく、
背骨、とくに胸椎（胸部にある背骨）の動きも悪くなっています。
背中をグーッと反らせて、再び柔軟に動くよう
アプローチしていきましょう。

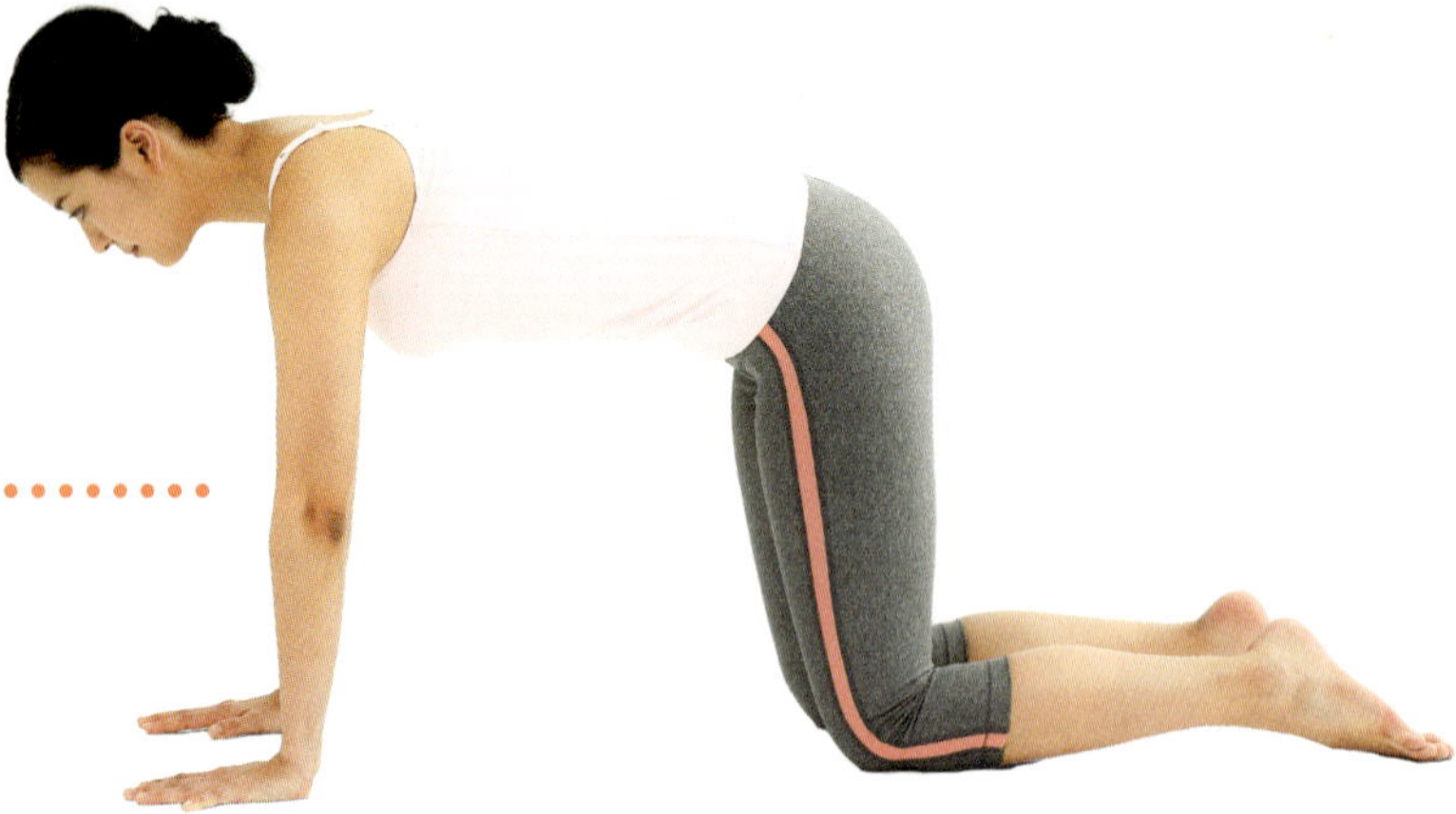

両手と両ひざを床につき、
よつんばいになります

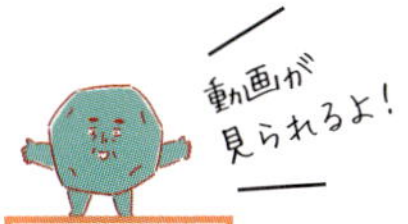

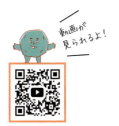

⚠ 注意

この動きで肩に痛みが出る人は、体操が体に合っていない可能性があります。そのときは無理をせず、ほかの体操を行うようにしてください

POINT

おしりは下がらないように、できる限り高い位置を保つ

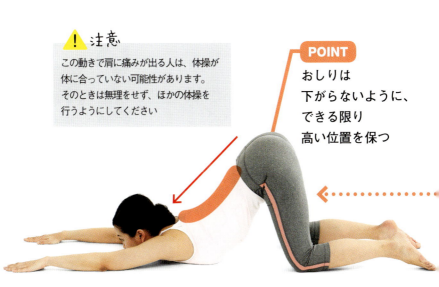

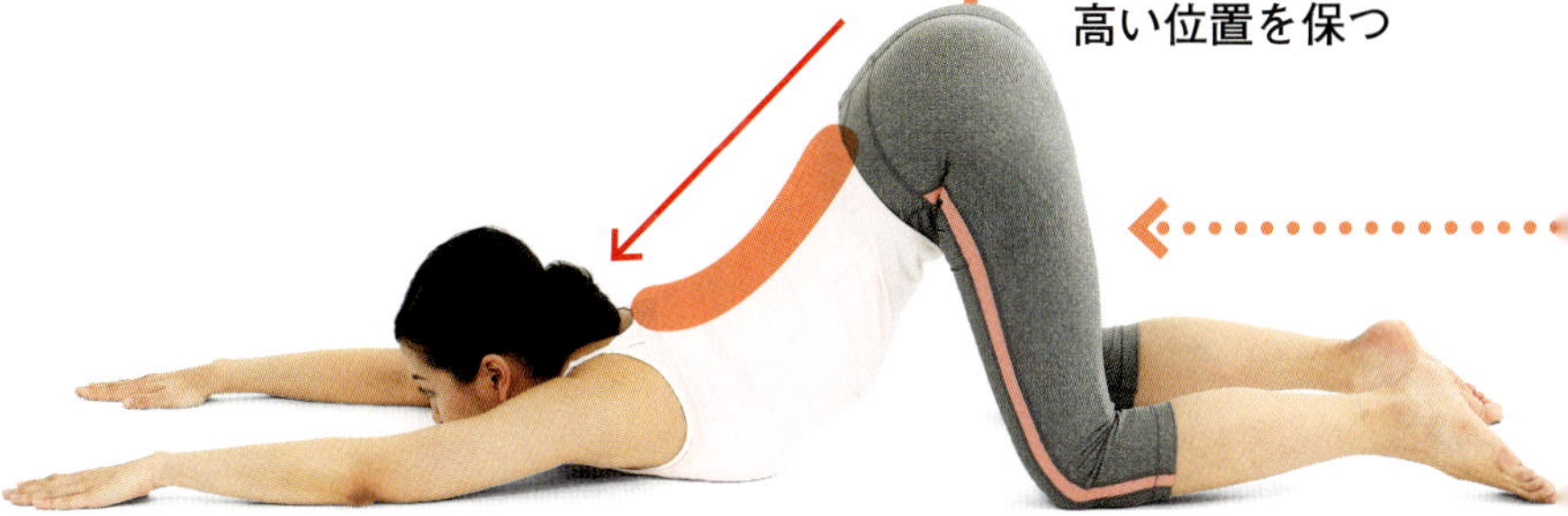

両手を前に伸ばして、
両腕と胸を床につけるように上体を下げます。
そのまま５秒ほどキープします

ある日、肩こりのない自分がいた

体を動かすことで、最初は、痛みを感じる人もいるかもしれません。
でも、それは、体が肩を治そうとする痛みです。
そのまま続けていけば、痛みは徐々に薄れていき、
〝肩がスーッと軽くなった！〟という気持ちになることでしょう。

そして、あるとき気付きます。

「あれ？　肩こり、なくなってる？」

その日が、いつやってくるかはわかりません。
でも、地道に体操を、そして生活改善を続けていけば、必ず、その日はやってきます。

肩こりのない自分がやってきた日。
そのとき、鏡に映るあなたの姿は、
肩の荷がおりたようにすっきりしているだけではありません。
今よりもっと若々しく、もっとハツラツとした自分を
鏡のなかに見ることができるはずです。

そう、『肩こりを治せば、老いも止められる』のです。
なぜ、老いすら止まるのか。
その理由は、本書を読めば解き明かされていきますので、
肩の力を抜いて、たのしく読み進めていきましょう。

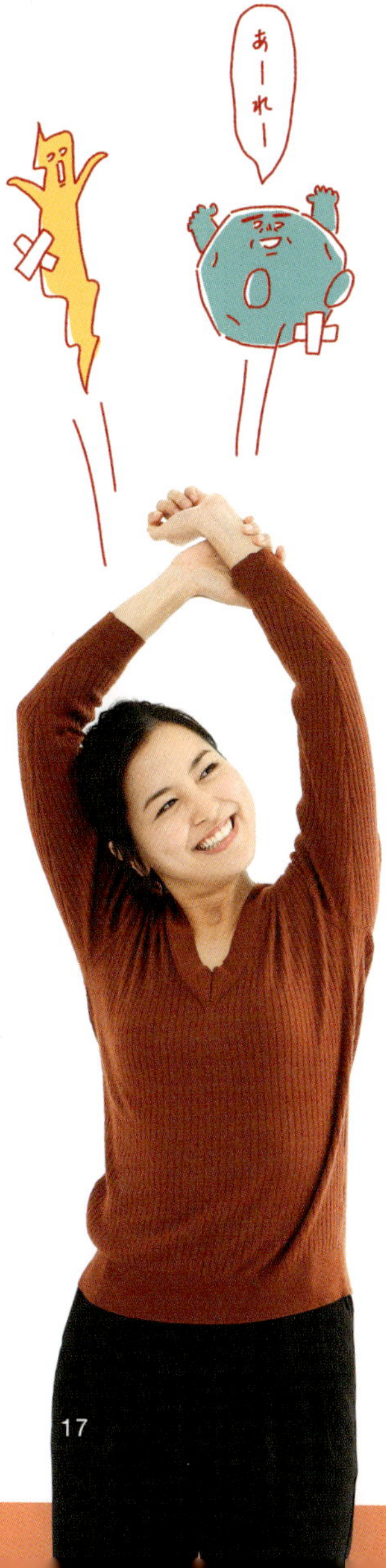

もくじ

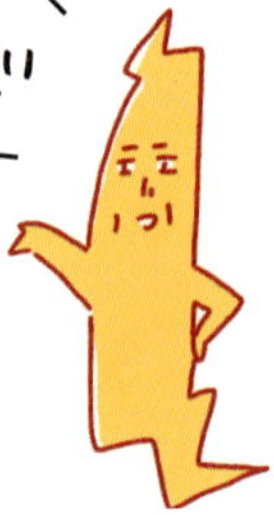

第1章 はじまりは、肩こりから

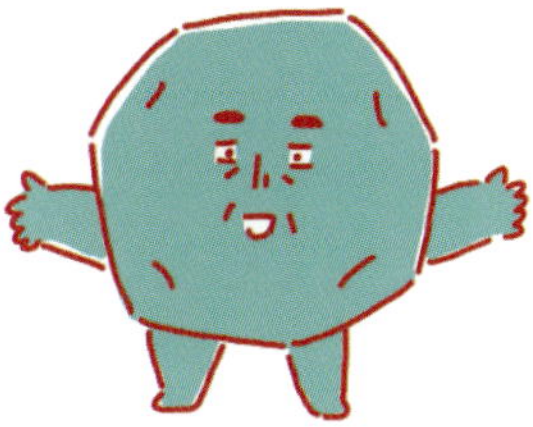

第2章

肩こりを治す

第3章 肩こりを治せば、老いも止められる

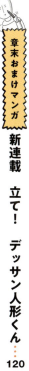

第4章

生活を変えれば、世界が変わる

構成・執筆協力　大野マサト
装幀デザイン　渡邊民人（TYPEFACE）
本文デザイン　谷関笑子（TYPEFACE）
イラスト　高村あゆみ
宮崎信行
撮影・動画編集　金田邦夫
モデル　美月（Booze）
ヘアメイク　梅沢優子
校正　鷗来堂

第1章

はじまりは、肩こりから

ヒト、それゆえに与えられた受難

人間は、動物のなかで唯一、「直立二足歩行」で生活をしています。

サルやカンガルーなど、二足歩行が可能な動物はいますが、彼らはひざを曲げ、前傾姿勢をキープしながら移動しています。ペンギンは直立しているようにも見えますが、じつは、お腹の見えない部分でひざを曲げています。

つまり、ひざを伸ばしてまっすぐ立ったまま生活する動物は、我々人間だけなのです。

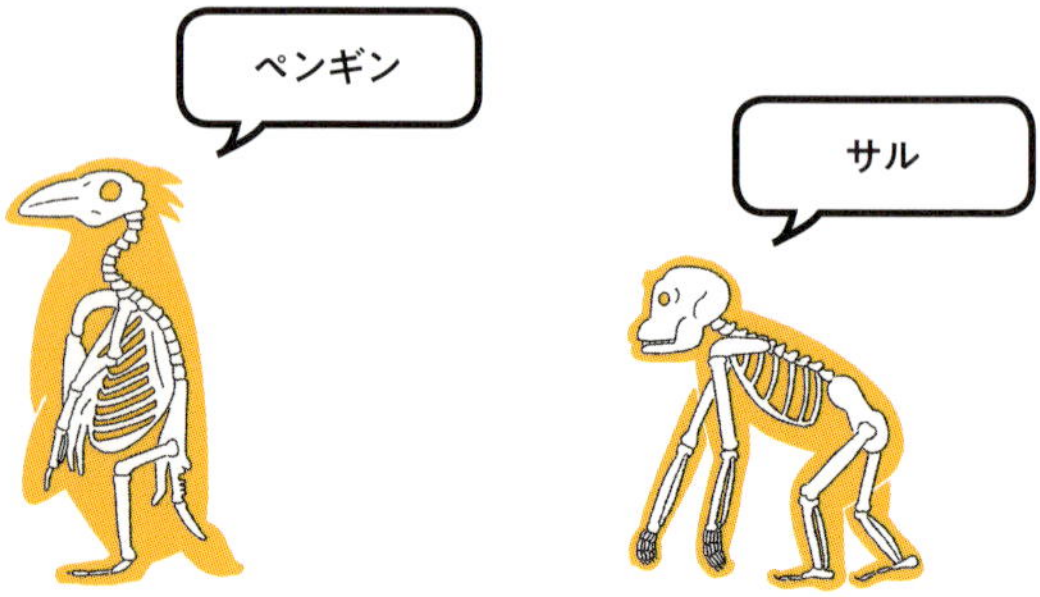

なぜ、人間だけが直立二足歩行をするように

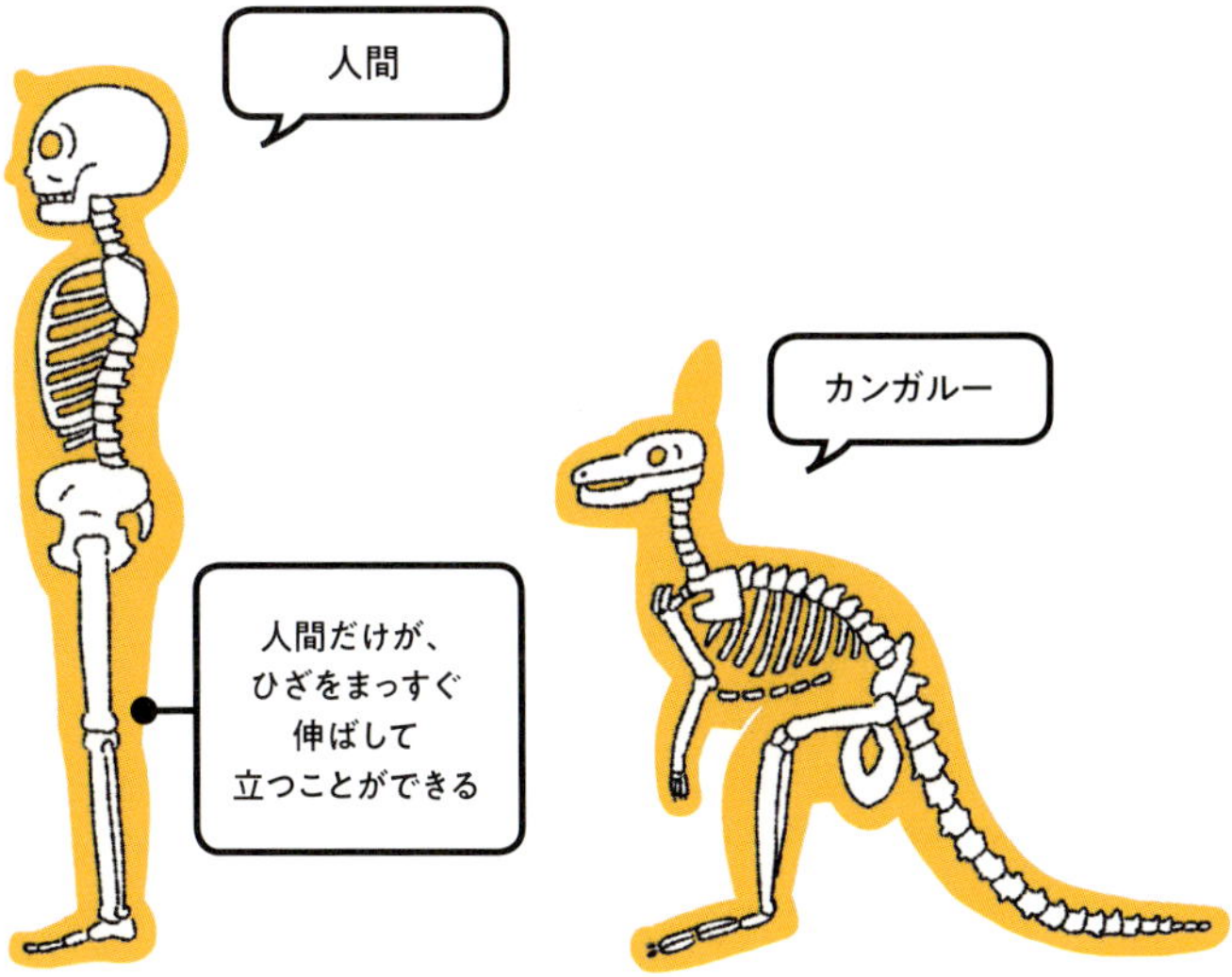
人間
カンガルー
人間だけが、
ひざをまっすぐ
伸ばして
立つことができる

なったのか。明確な理由は、いまだ謎に包まれたままです。

ただ、直立で歩けるようになったことで、**両手が自由になり、道具を運んだり使ったりできるようになりました。**

また、頭部が体の真上で安定するため、より大きな頭、つまり**大きな脳をもつことも可能となりました。**これにより、人間は知性を身につけ、道具を生み出すことさえできるようになったのです。

こうして人類は、**ほかの動物にはない、〝モノを生み出し使う〟という特徴**を得ることになりました。

「直立二足歩行こそが、人類を繁栄させた」

そういっても、決して過言ではありません。

しかし、人類に繁栄を与えた直立二足歩行は、同時に**2つの受難**も与えました。

それが、**「肩こり」**と**「腰痛」**です。

ささいな体のズレが、肩こり、腰痛を招いている

日本人だけでも、1100万人もが自覚症状をもっているといわれる肩こりと腰痛。人間以外の動物が、これらの症状に悩まされることは、まずありません。

脳が大きくなることによって、人類は繁栄しました。しかし、**その脳が入った頭は、体に対して**

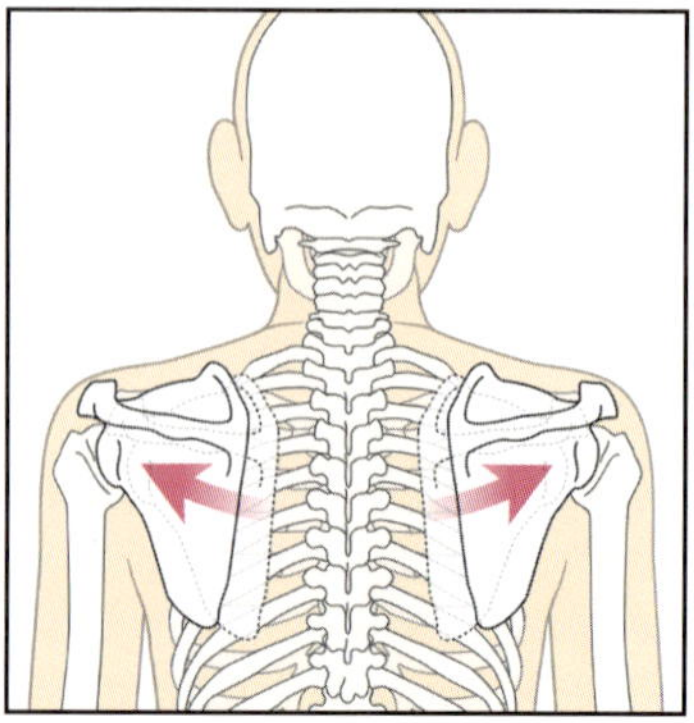

肩こりは、肩甲骨が外側に開いている

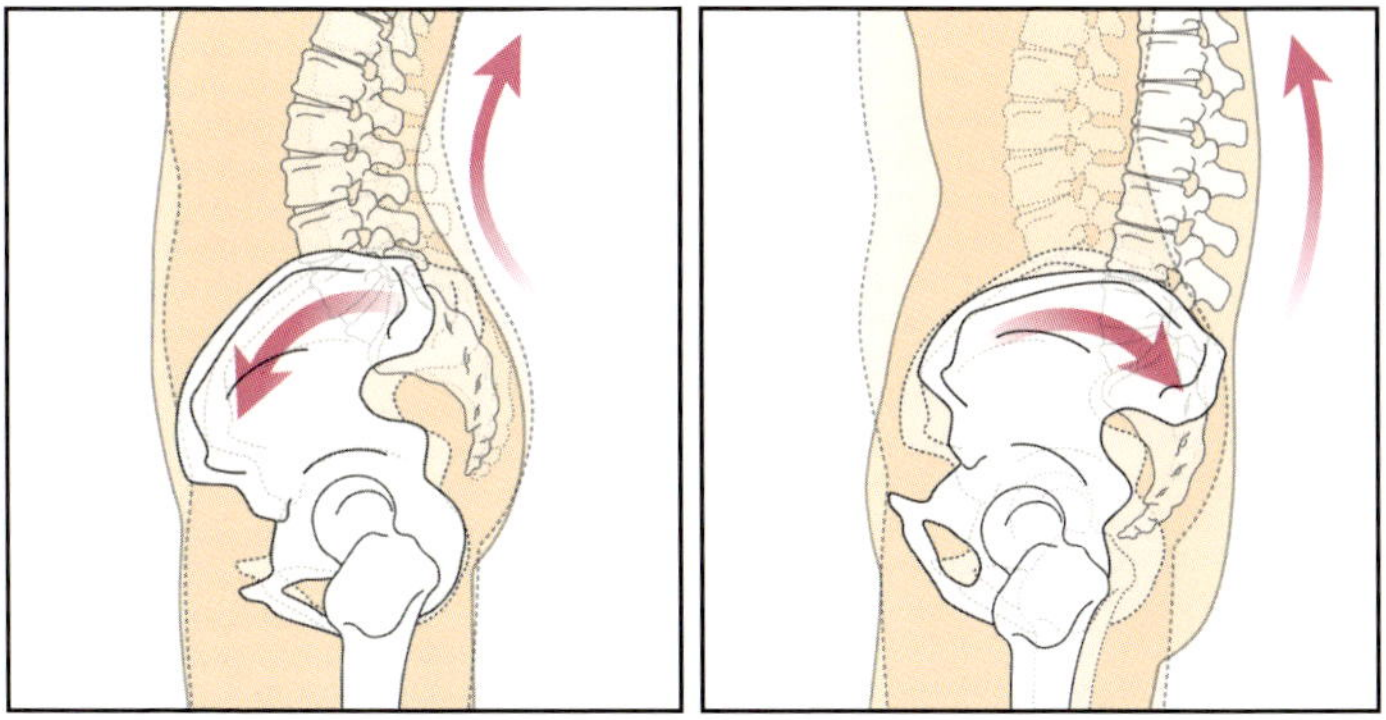

腰痛は、骨盤が前傾し過ぎ、もしくは後傾し過ぎている

重すぎるのです。そのため、つねにバランスを取り続けなければいけません。肩こり、腰痛は、このバランスが崩れたときに訪れます。

具体的に、この1100万人の体がどのように変化しているのかというと、上のイラスト3点をご覧ください。

少々わかりづらいかもしれませんが、実際、わかりづらいほどにささいなズレしか変化はありません。しかし、この**ささいなズレが、肩こりや腰痛を引き起こしている**のです。

では、この肩甲骨と骨盤のズレは、どのようにして生み出されるのか、というと次のページのイラストをご覧ください。

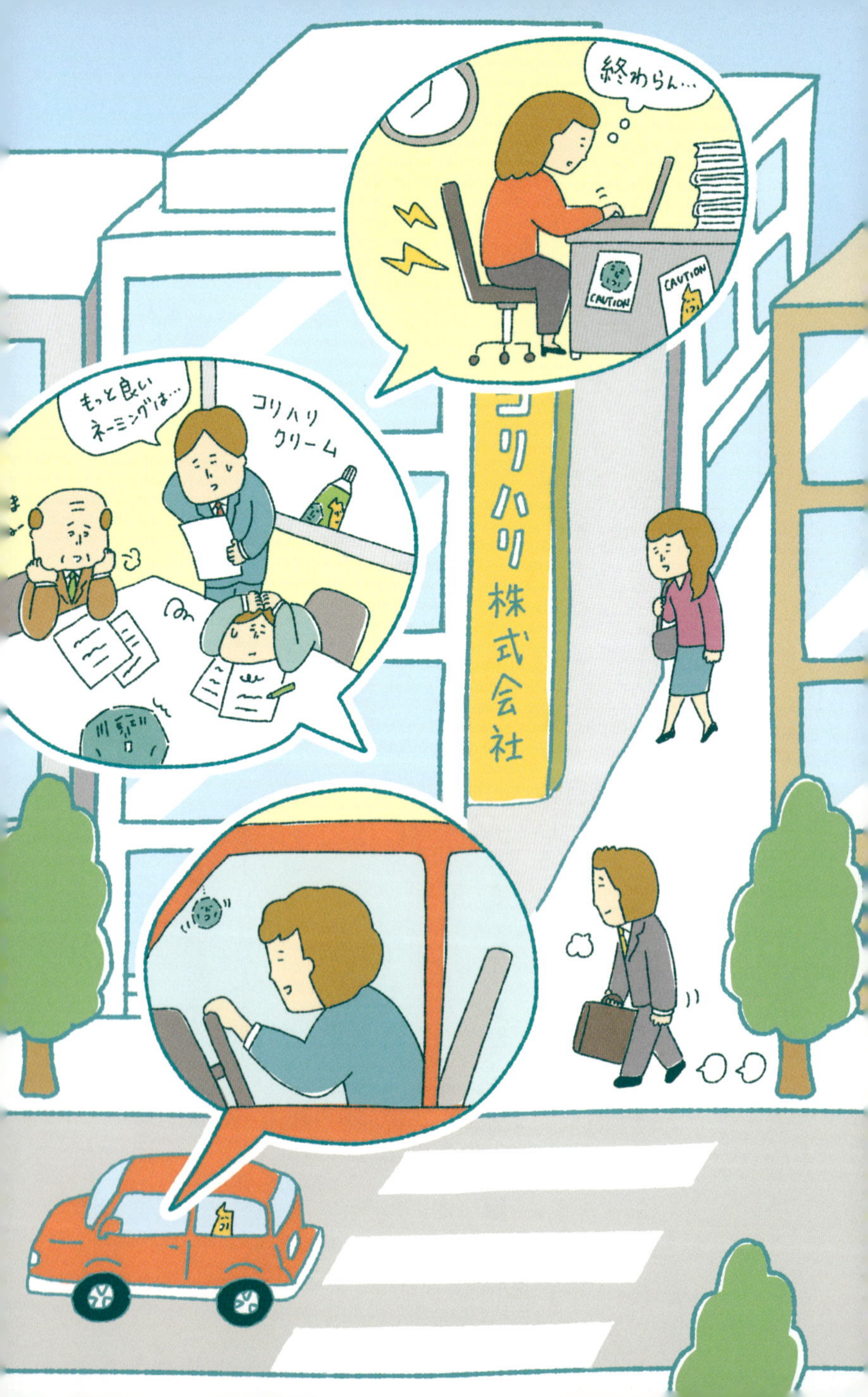
終わらん…
CAUTION
CAUTION
もっと良いネーミングは…
コリハリ
クリーム
コリハリ株式会社

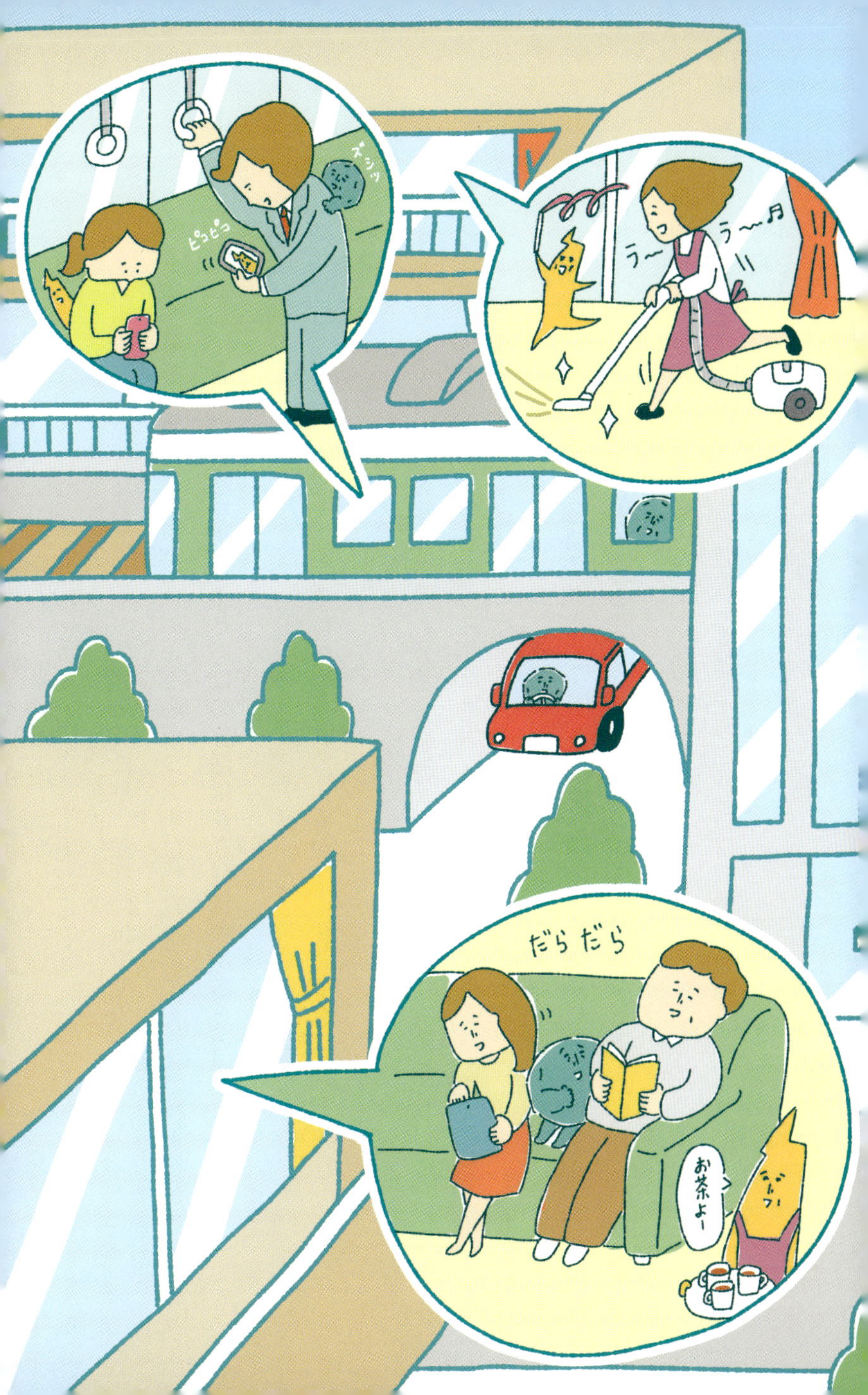
ズシッ
ピコピコ
ラ〜
ラ〜〜♪
だらだら
お茶よー

何の変哲もない日常。これこそが、現代の肩こり、腰痛の根本原因なのです。

〝今〟を生きる私たちにとって、前ページのイラストは当たり前に見えるかもしれません。しかし、**人体の機能を考えると、この生活はかなり無理がある**のです。


人間の体は、本来、何をするためにつくられているか、ご存じでしょうか？

正解は、「狩りをするため」です。

野山を駆け回り、食料を採取する。獲物を捕らえて、肉を得る。人間の体は、このような狩猟生活を可能にするため、直立二足歩行と、数々の道具を使いこなす手をもつに至りました。

しかし、時代を経て、利便性が増すごとに、動かずとも生きていけるような生活に変化しています。この**「動かない生活」に、肩や腰への負担が忍び込んでいた**のです。

〝負担〟というと、運動後に襲ってくる筋肉痛のように、体を激しく動かして筋肉が痛むというイメージをもってしまいがちですが、じつは、動かないことでも負担を与えているのです。

生活に忍び込んでいた**「動かない負担」**。
これこそが、肩こり、腰痛を生み出す温床です。そう考えると、肩こり、腰痛は、
もはや、生活習慣病といっても差し支えないかもしれません。

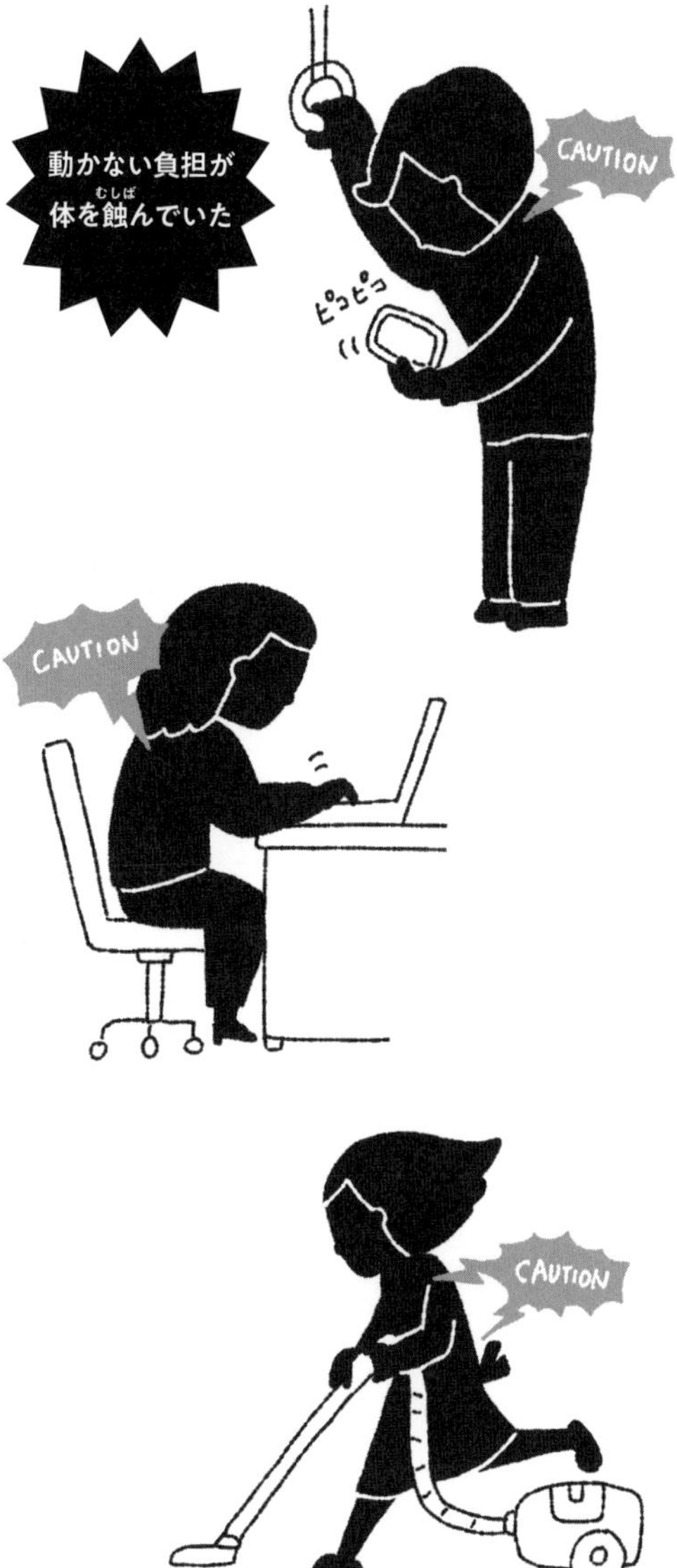
動かない負担が
体を蝕《むしば》んでいた
CAUTION
ピコピコ
CAUTION
CAUTION

肩こりの誕生　～コリ編～

とはいえ、人類は昔から、肩こり、腰痛に悩まされていました。

しかし、昔と今とでは、肩こり、腰痛になる経緯が変化しています。

昔は、長時間重い荷物を背負って肩を痛めたり、長時間中腰を続ける農作業で腰を痛めたりと、**過酷な労働の結果、肩こりや腰痛になる人が多かった**と思います。筋肉や骨を酷使し続け、それに耐えられなくなり発症する。これは理屈としてもわかりやすいものです。しかし、**「動かない負担」によって生じる現代の肩こり、腰痛**は、少々説明が必要になります。

肩こりになる流れを知っておくことは、肩こりを治すためにも必要なことなので、しばしの間、お付き合いください。

また、ここまで「肩こり、腰痛」と併記してきましたが、それは、この2つが切っても切れない関係にあるためです。その点については、あらためて説明しますので、まずは、肩こり発症の流れをみていきましょう。

さて、今、本書を読んでいるみなさまは、首を曲げ、下を向いていることと思います。そこで、この動きから、肩こりのしくみを紹介していきます。

〝下を向く〟こんな何気ない動きでも、筋肉はひそかに活躍しているのです。**下を向くと、首の筋肉は引っ張られ、伸びていきます**。さらに、これ以上首が曲がらないよう、**伸びながらも縮もうとします**。

伸びながら縮もうとする。よくわからない動きに思えるかもしれませんが、ゴムを伸ばした状態を想像してみてください。ゴムは引っ張ると伸びますが、同時に縮もうとする力も働きますよね。これと同じことが、筋肉でも起こっているのです。

このように、**姿勢の保持のために筋肉が使われることを「筋緊張」と呼びます**。

筋緊張は、ごくしぜんに行われる筋肉の働きですが、現代は下を向く時間が多くなりました。いつでもどこでもスマートフォン（以下、スマホ）を見ている人は多いことでしょう。ほかにも、長時間のパソコン作業、料理や掃除といった家事、さらにはストレスを抱え下を向いて歩く、なんてこともあるかもしれません。

こうして**下を向く時間が長くなると、その間、首の筋肉もずっと筋緊張状態に置かれることになる**のです。

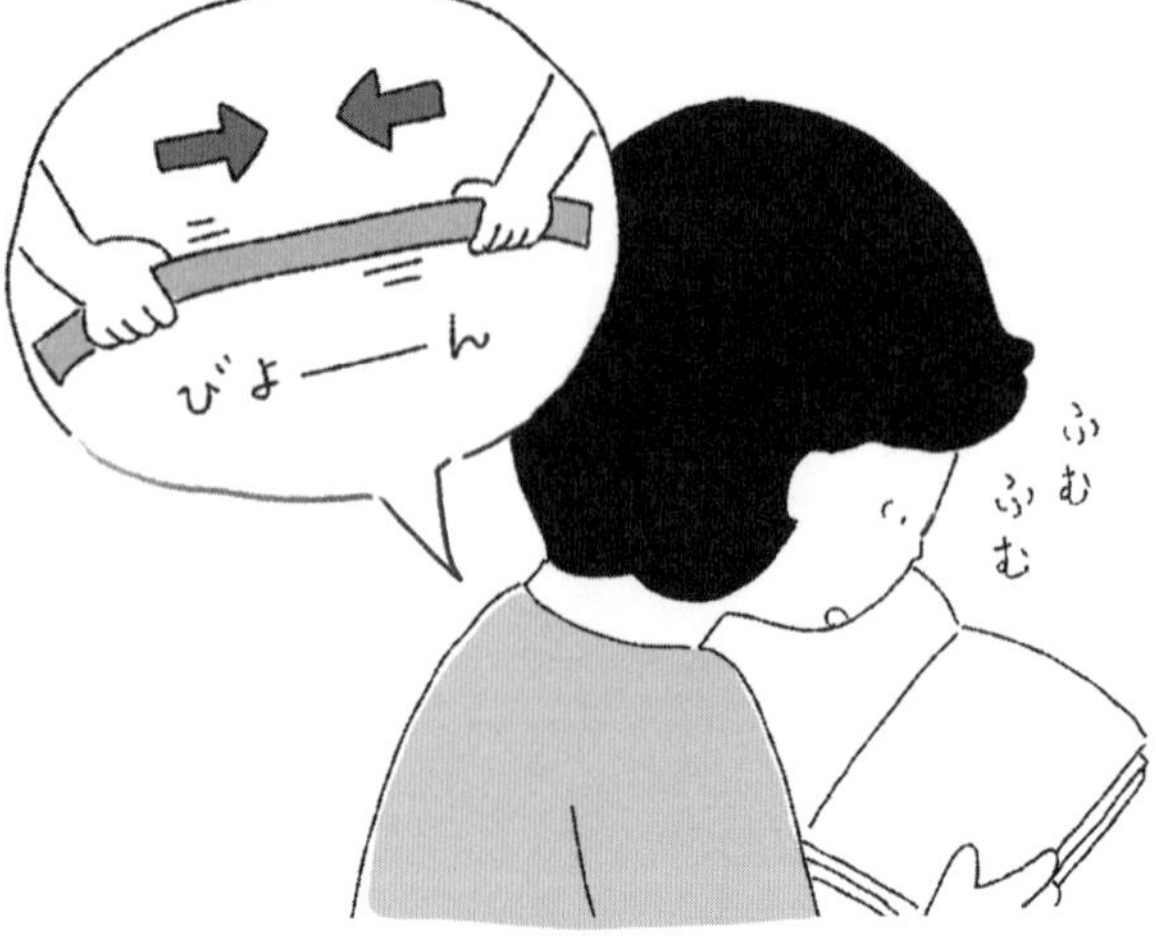

筋緊張状態に置かれた筋肉は、血流が悪化し、時間とともに疲労物質がたまっていきます。さらに、筋肉は伸ばされ続けると、小さく傷もついていきます。

体には、いたるところに神経が張りめぐらされてるため、**神経がこの筋肉疲労や傷**

を察知すると、脳に信号を送ります。このとき、痛みや疲労、こり固まった感覚などの違和感を覚えるのです。

これが、いわゆる**「コリ」**と呼ばれる状態です。

ちなみに、肩こりから頭痛を感じる人もいますが、首の筋肉は後頭部までつながっているので、この神経が刺激されることによって痛みを感じています。

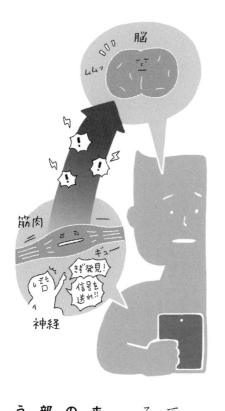

どれだけラクな姿勢をとっていても、筋肉は、起きている限りずっと働いています。

そして、**同じ姿勢を保ったまま長時間動かないと、筋肉の疲労は局所的となり、その部位だけ負担が増大してしまうのです。**

現代の生活では、この**局所的疲労は、肩や首に集中しがち**。こうして、「動かない負担」から肩こりが生まれます。

ただ、筋肉疲労によるコリであれば、かんたんな運動やマッサージで筋肉がほぐれるため、それほど大きな問題ではありません。

実際に、長時間のスマホ視聴や読書のあと、首が少し固まったような、だる重いようなコリの感覚があると思います。このとき何気なく、首を回したり、ひねったりする動作を行っていませんか？　これは、筋肉をほぐすために体がしぜんと首まわりの筋肉に収縮運動を与え、疲労物質を流しやすくしているのです。

このように、何気なく行っている動きで回復できるレベルならよいのですが、本書を読んでいる方々の肩こりは、こんな軽いものではないでしょう。

じつは、ここまでの説明は、ほんの入り口に過ぎません。肩こりは、ここから始まります。

肩こりの成長　～ハリ編～

動かない負担によって、肩まわりの筋肉にコリが生じる。これが、肩こりの最初の一歩です。

このとき、すぐに回復行動に至ればよいのですが、現代の生活は、筋肉に休息を与えてはくれません。長時間のパソコン作業で疲れても、翌日にはまた長時間のパソコン作業……。重い荷物を肩にかけて連日の外回り……。家事や育児に追われる毎日……。とにかく、目まぐるしく生きている人ばかりです。

こんな生活を送っていては、目の前のことばかりに気をとら

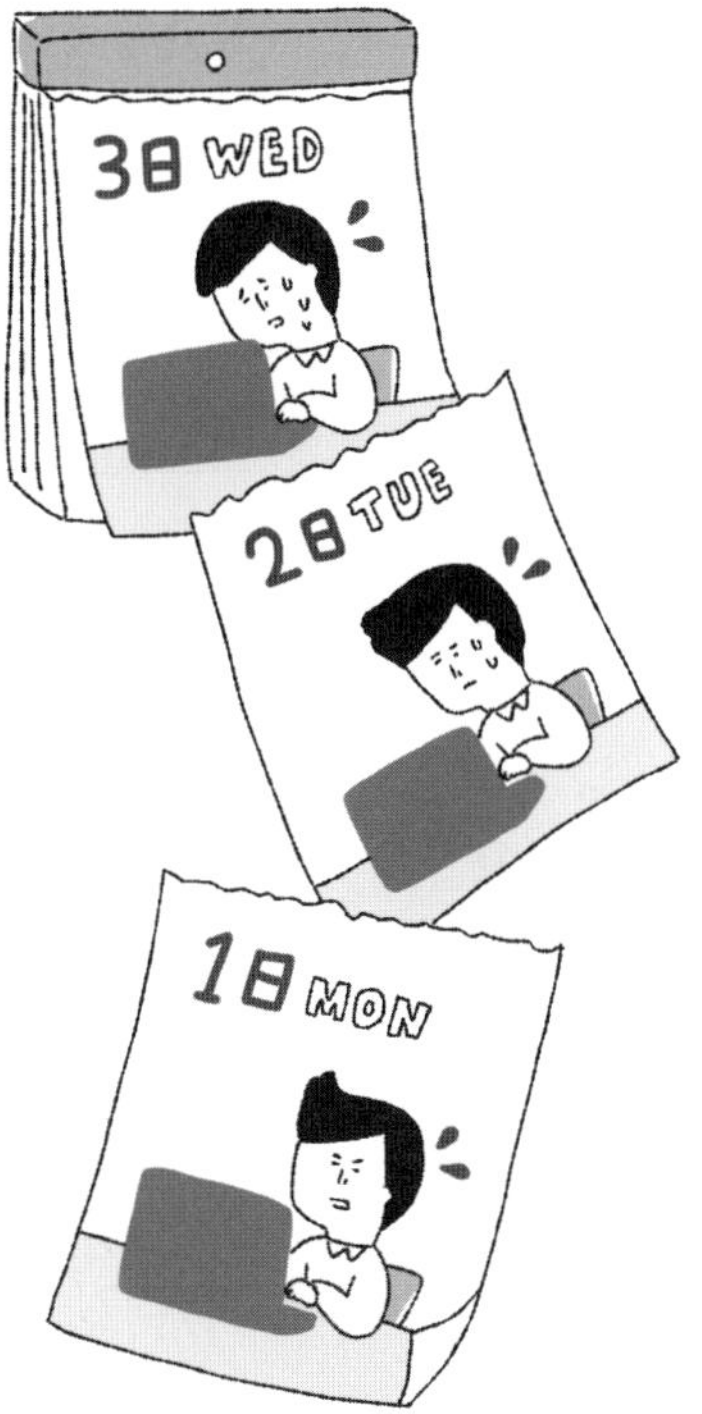

れてしまい、肩からやってくる小さな悲鳴に気付かず、回復行動を取らないまま過ごしてしまいます。こうして、肩まわりの筋肉はほぐれることなく長時間、長期間に渡り、筋緊張が続くのです。

人間の体は、**センサーの役割をもつ神経を介して、体の状態を逐一、脳に知らせています。そして脳は、この情報をもとに筋肉を動かす命令を出します。**

もう少しくわしく説明すると、筋緊張では、「筋紡錘《きんぼうすい》」というセンサーが筋肉の伸び縮みを検知し、脳に信号を送ります。その信号を脳が受け取ると、筋肉を収縮させる命令を出すのです。

つまり、下を向く機会が増えてしまった現代では、筋紡錘からつねに「筋肉が伸びている」という信号が脳に送られるということです。そして、脳からは「縮ませろ」という命令が下されます。このやり取りが頻繁に行われるようになると、脳もセンサーもやり取りに慣れてきて、**多少の伸びでもすぐに信号を送り、脳もすぐに指令を出すようになっていきます。**

筋肉の動きに機敏に反応するといえば聞こえはよいですが、実情は違います。

首の筋肉には、「抗重力筋」という重力に抗うために使われる筋肉があります。体にはつねに重力がかかっているので、首の筋肉も知らない間にちょこちょこと動いているのです。

センサーと脳の反応が機敏になると、重力に対抗するためにちょっと使っただけでも、センサーは「伸びている」と信号を送り、脳もすぐさま反応して、筋肉を緊張させる命令を送るようになってしまうというわけです。

こうして、〝機敏〟というより〝過敏〟ともいえるほど必要以上の命令が伝達されてしまう状態を「過緊張」といいます。

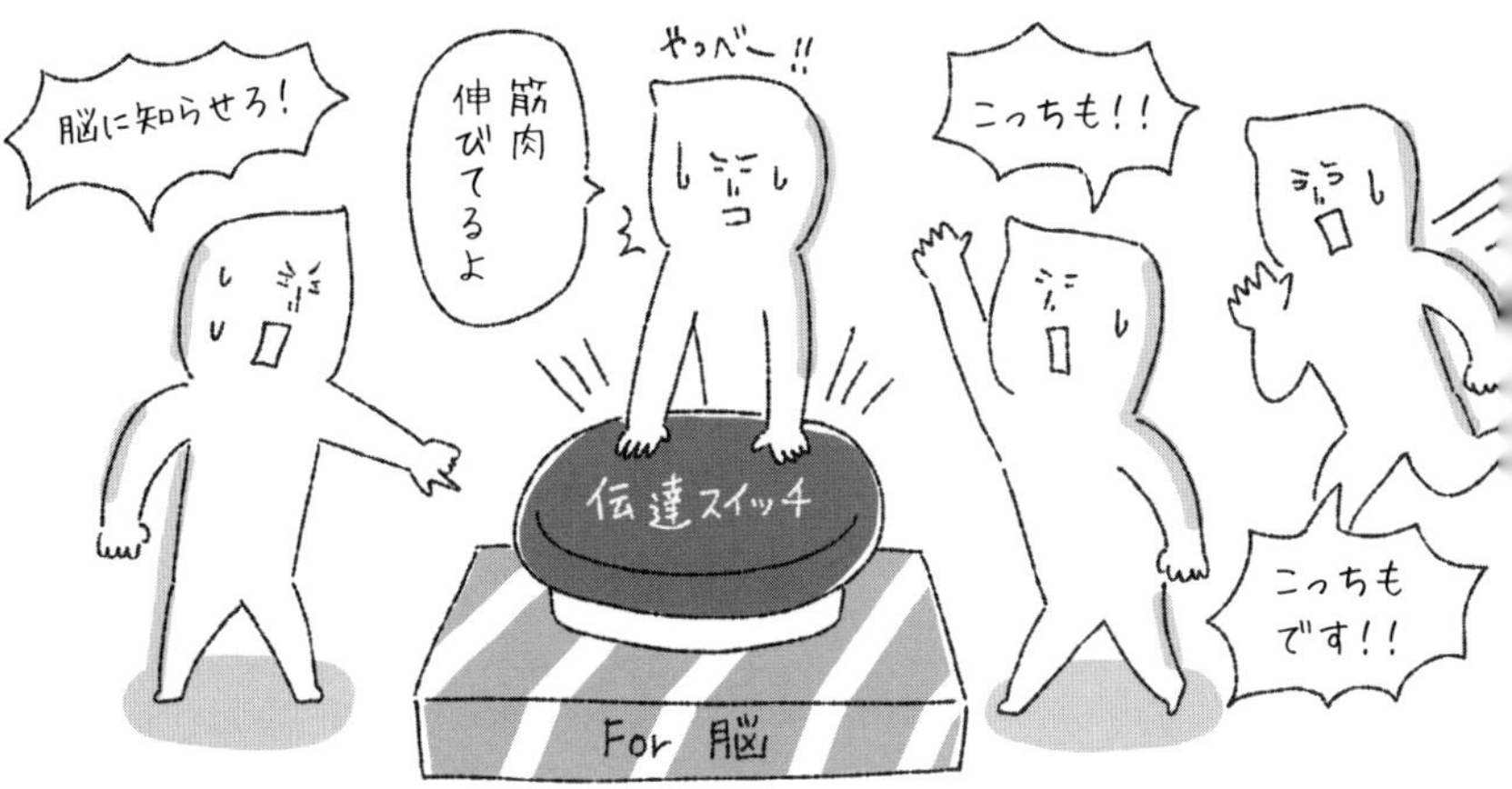
脳に知らせろ！
やっべー!!
筋肉
伸びてるよ
こっちも!!
こっちも
です!!
伝達スイッチ
For 脳

過緊張になると、筋肉はつねに筋緊張状態に陥ってしまい、休む暇がありません。ひどい肩こりの人の背中を触ると、緊張するような姿勢でもないのに、筋肉が固く強張っていることがよくあります。これはまさに、**過緊張が生み出したコリ**といえるでしょう。

こうして、休まることを知らない筋緊張状態からコリが続いてしまい、慢性的な肩こりになってしまうのです。

さらに、もう1つ。

筋緊張状態が続くと、筋肉は伸びっぱなしで動きがなくなります。そして、筋肉が動かないと、だんだんと**皮膚と筋肉がくっついたような状態になってしまう**のです。

筋肉と皮膚間の動きが悪くなる理由は、まだ不明な点が多く、断定的なことは言えませんが、筋肉と皮膚の間には皮下筋膜《ひかきんまく》と深筋膜《しんきんまく》があり、これは組織間をすべらせるように動かす機能をもっています。

これにより、体の内部にある筋肉は大きく動いても、表面の皮膚は小さくしか動かない、といった働きが可能となるのですが、長い間体を動かさないと、この部分に機能不全が起こると考えられています。

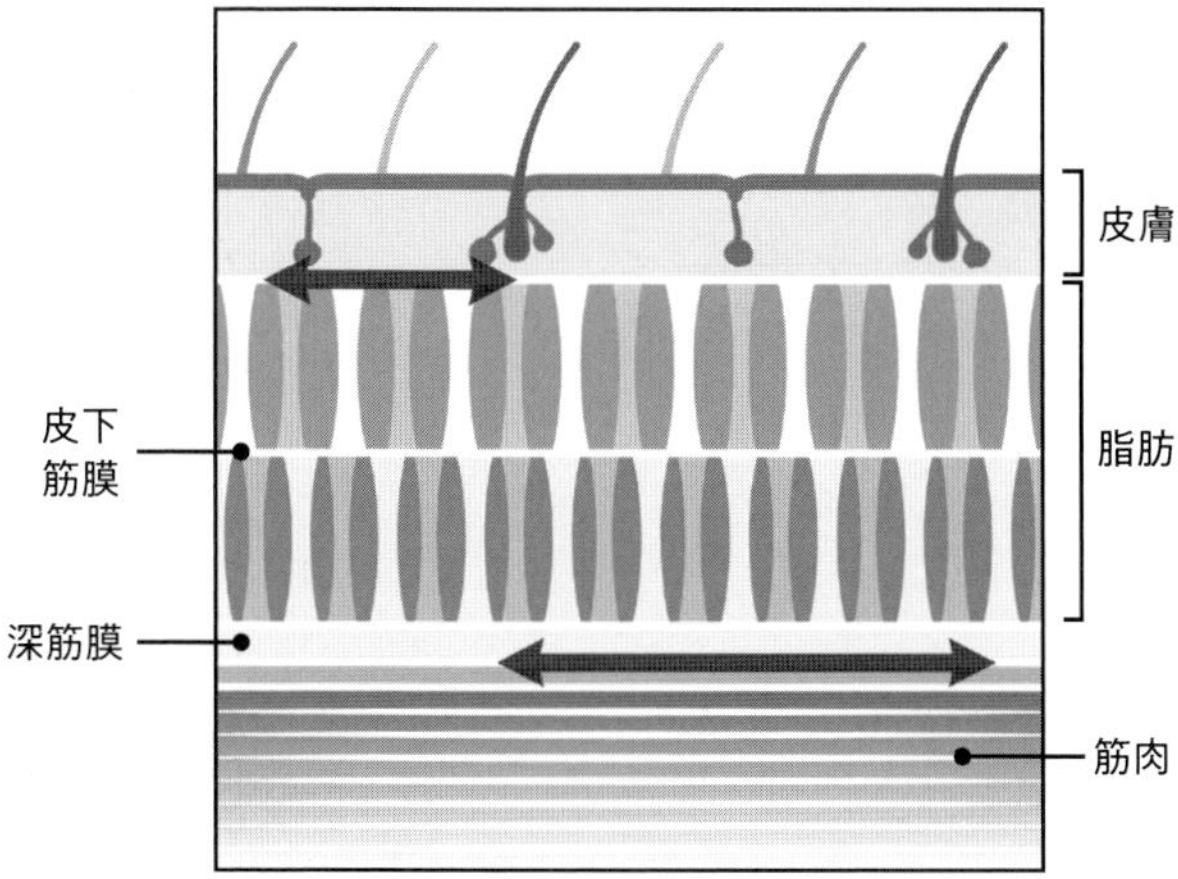

通常は、筋肉と皮膚がすべるように動いていく

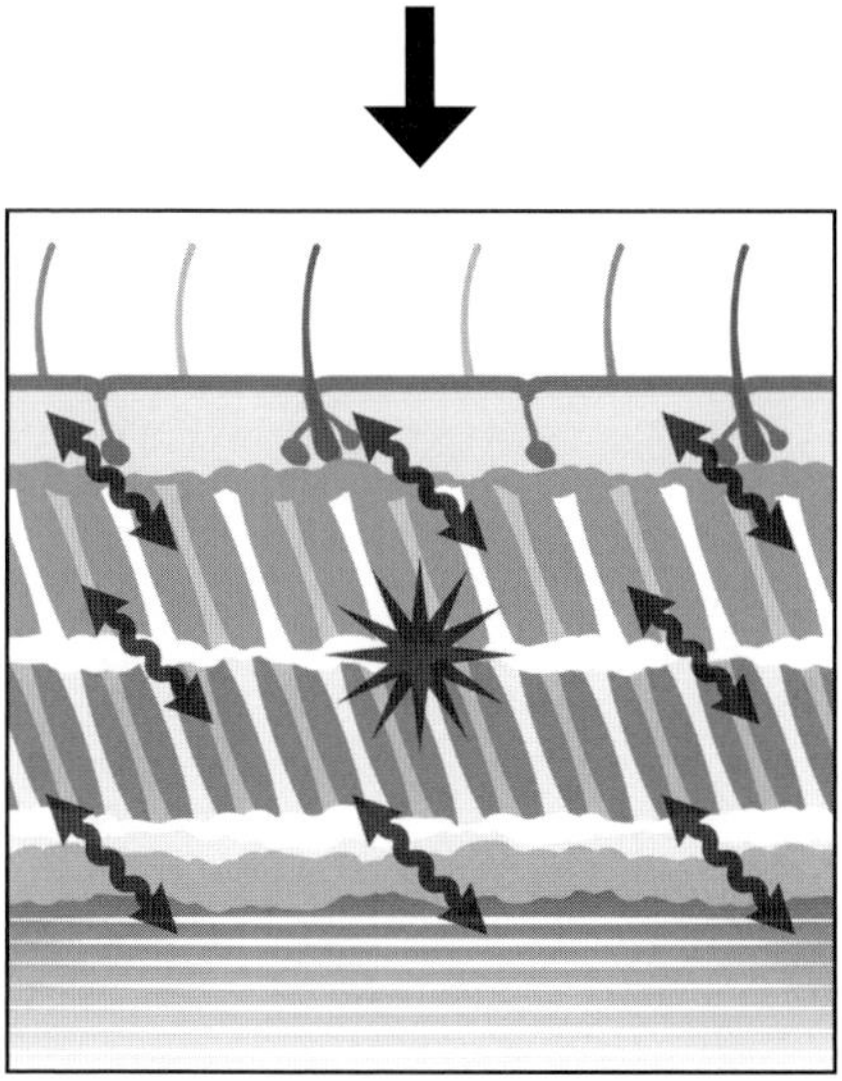
筋肉と皮膚がくっつくと、筋肉の動きに引っ張られるように皮膚が動いてしまう

こうなると、皮膚と筋肉は個別に動きづらくなり、まるで皮膚と筋肉がくっついたようになります。すると、**筋肉の動きに皮膚が引っ張られ、筋肉と皮膚の間にある無数の神経に刺激を与えて、痛みや突っ張るような感覚を感じてしまう**のです。

これが、コリとともによく使われる、肩こりの代表的な症状**「ハリ」**です。

少々難しい話になってしまいましたが、これも、ゴムでたとえるとわかりやすいのではないでしょうか。

輪ゴムを机の上などに長期間放置しておくと、机にくっついてしまいますよね。この状態がハリだと考えてください。そして、輪ゴムを机から取ろうとするとペリペリと音を立てながらはがれていきますが、このペリペリが、肩が張ったような感覚だったり痛みだったりします。

より正確なイメージを伝えるならば、ゴムが伸びた状態で机にくっついていると想像しましょう。伸びたゴムは、机にくっつきながらも縮もうとするので、つねにペリペリと音を立てます。このように考えると、いつでも肩にハリを感じるという症状の人も納得がいくと思います。

「コリ」と「ハリ」は、医学的に定義されているわけではありませんが、治療効果を高めるためにも、覚えておくとよいでしょう。

とはいえ、正確に覚える必要はありません。

ゴムを伸ばし続けたせいで、傷ついたり疲れたりする
＝コリ
ゴムが机にくっついて、はがすときにペリペリする
＝ハリ

このように、なんとなくのイメージで覚えていただくだけでも問題ありません。

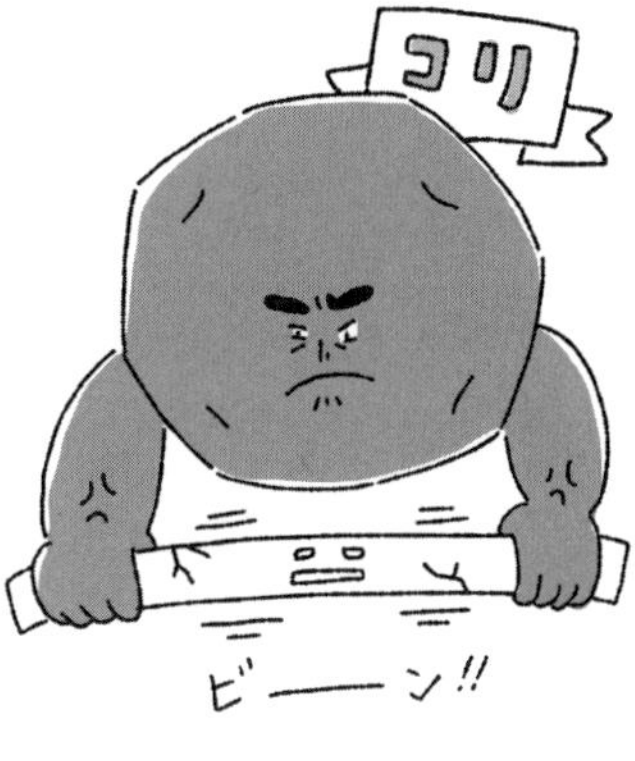

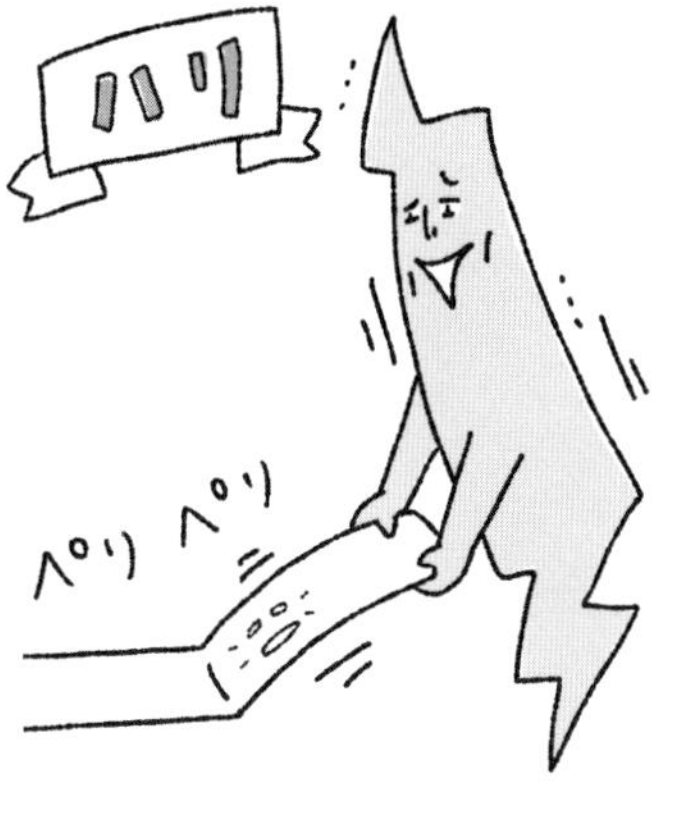

だから、肩こりは治る！

第1位、男性は腰痛、女性は肩こり。

第2位、男性は肩こり、女性は腰痛。


これは、自覚症状のランキングです（厚生労働省「国民生活基礎調査」より）。

この順位は、毎年変わることなく、不動のまま数十年続いています。

しかし、残念ながら、肩こりや腰痛で病院に行っても、よい結果を得られることはありません。


病院に行くメリットを強いてあげるならば、医者に診てもらうことで精神的に安心するということ。そして、これが不動のランキングの大きな理由になっていると思いますが、安価で湿布や薬が手に入るということでしょう。

もちろん、骨に異常があるなど、病院でしか治せない症状のある人もいますが、このような患者さんは、腰痛で10％未満、肩こりなら5％未満です。

では、残りの90％以上の患者さんには何をしているのか？　というと、何もしていません。

レントゲンを撮り、骨の異常がないことを確認したら、湿布などを出して「悪くなったらまた来てください」と添えるだけです。このときに出す湿布や薬はあくまで症状に対処するものであって、治すためのものではありません。

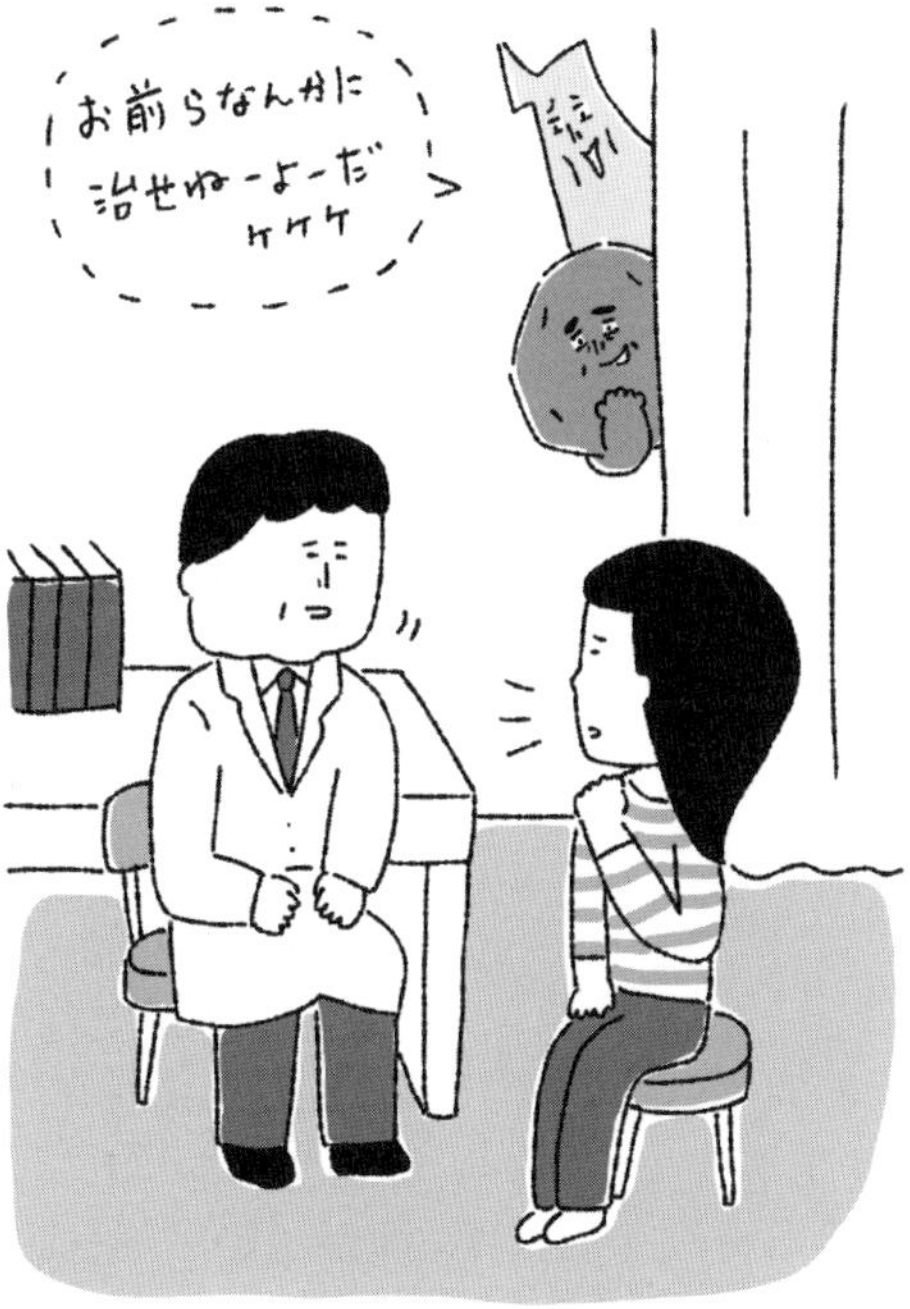

つまり、**病院に行っても、ほとんどの肩こり、腰痛は治らない**のです。

その理由は、症状が重くて医者の手に負えないから。ではありません。

むしろ逆です。**肩こりや腰痛は、どれほどツラいと感じても、そもそも病院に行く必要がないほど軽い症状ばかり**なのです。

肩こりの場合、来院される方の約95％は、コリやハリなど筋肉に由来する肩こりということで「筋筋膜性の肩こり」と診断されますが、これは決して、筋肉に異常があるわけではありません。

筋肉疲労でコリの症状が出るのは、筋肉のしくみからして、当然です。

過緊張によって筋肉が伸びた状態が続いても、神経に問題はありません。

皮膚と筋肉がくっつくといっても、手術が必要なほどの癒着ではありません。

つまり、肩こりは、医者の手を借りずとも、**自分の力で治すことができる**のです。

では、治すために何が必要かというと、

「効果的な運動」

「生活改善」

そして、**「前向きな気持ち」**

この3つだけです。

さらに補足させていただくと、運動といっても、過度な運動は必要ありません。巻頭で紹介した、**かんたんな体操で充分**です。

生活改善も、今の生活を大幅に変える必要はありません。生活のなかに、**ちょっと体をいたわる意識をもち込めばよい**のです。

そして、前向きな気持ちはというと、**運動と生活改善で肩こりが緩和していけば、しぜんと心も晴れやかになっていく**でしょう。

この3つを実行すれば、必ず、肩こりは改善に向かいます。

長年、重い症状を抱えている人からすれば、「信じられない」と思うかもしれません。しかし、本書の体操をひと通り試してみれば、肩が軽くなった感じ、今まで動かしていなかった筋肉を動かしたがゆえの痛みなどを感じることができます。

この感覚こそ、肩こりが治っていく証拠ですので、まずは「体を動かすことに損はない」くらいの気持ちで体操に取り組んでみてください。

ちょっと息抜きコラム①

※読みとばしていただいても、構いません。

医者と肩こりと本書の目的

来院される患者さんの多い肩こりですが、医学的な研究は、じつはほとんどされていません。私は、脊椎の専門家として、また、スポーツドクターとして、多くのアスリートが悩む腰痛の研究に取り組み、その原因もほぼ把握しました。

そして、腰痛の研究がひと段落ついたので、次は肩こりだ。ということで、本書の共著者でもある成田崇矢先生とともに、肩こりの解明に取り組みました。腰痛の研究を踏まえてのことなので、肩こりのしくみ自体は早々にわかりましたが、その結果は、医者にとって、よろこばしいものではありませんでした。

何しろ、私がふだん、もっとも接しているのはアスリートの方々です。運動というのは、肩甲骨が柔軟に動かなければよいパフォーマンスを得られません。そして、肩甲骨さえしっかり動けば、肩こりにはなりません。

つまり、アスリートに肩こりはないのです。

ここまでは想定していました。やっぱりアスリートには活かせなかった。しかし、一般患者ならどうだ。

……すでに書いているとおり、肩こりは医者に行くほどのことではありません。つまり、肩こりのしくみがわかったからといって、整形外科医である私の出番はなかったのです。

そこで、本書の執筆へとつながったわけですが、じつは、本書には1つの目的があります。

それは、「肩こりで来院する患者さんの数を減らすこと」です。

整形外科医の診療は〝3分診療〟などと揶揄《やゆ》されてしまうことがあります。ツラい痛みを抱えて病院に来たにもかかわらず、レントゲン写真を見ながら、ろくに会話もしないで、「骨に異常はないですね。悪くなったらまた来てください」と言うだけで終わってしまう。結局、患者さんは何も解決に導かれず、3分足らずで診療室をあとにします。

でも、本当は医者ももっと親身に患者さんに寄り添いたいのです。できることならば、生活スタイルから改善してほしい、と伝えたいのです。

しかし、時間が許しません。整形外科には多くの患者さんが来院されます。いらっしゃった方のなかには、一刻を争う患者さんもいるかもしれません。ですから、来院された方はすべて診なければいけません。

そのため、患者さんが感じる症状の重さはどうあれ、体のなかで起こっていることが軽度なら、3分診療せざるを得ないのです。

では、どうすれば医者はもっと患者さんに密に接することができるのか。その答えはかんたん。治療の必要のない患者さんを減らせばいいのです。

病院の利益を損なう発言ではありますが、私は勤務医ではありませんし（笑）、そもそも、肩こりで来院される患者さんの多くは大きな利益にはなりません。

それなら、本書を通じて、症状の軽い患者さんと重い患者さんをふるいにかけ、本書の体操や生活改善を行っても治る気配がない方が来院されればいいと考えました。そうすれば、自分ではどうにもできない患者さんを親身に診られます。

逆に、「病院に行くほどではない」と思っていても、じつは手術が必要だったというケースもあります。このような人も、本書の体操や生活改善で治らないことが来院のきっかけになれば、大事に至る可能性を減らすこともできます。

ですから、自身の肩こりが治ったあとは、肩こりで悩む友人・知人に本書を渡して（もちろん、買っていただくほうがありがたいのですが）、肩こりの患者さんの来院数減少にご協力いただければ幸いです。

章末おまけマンガ

コリー&ハリーの誕生物語

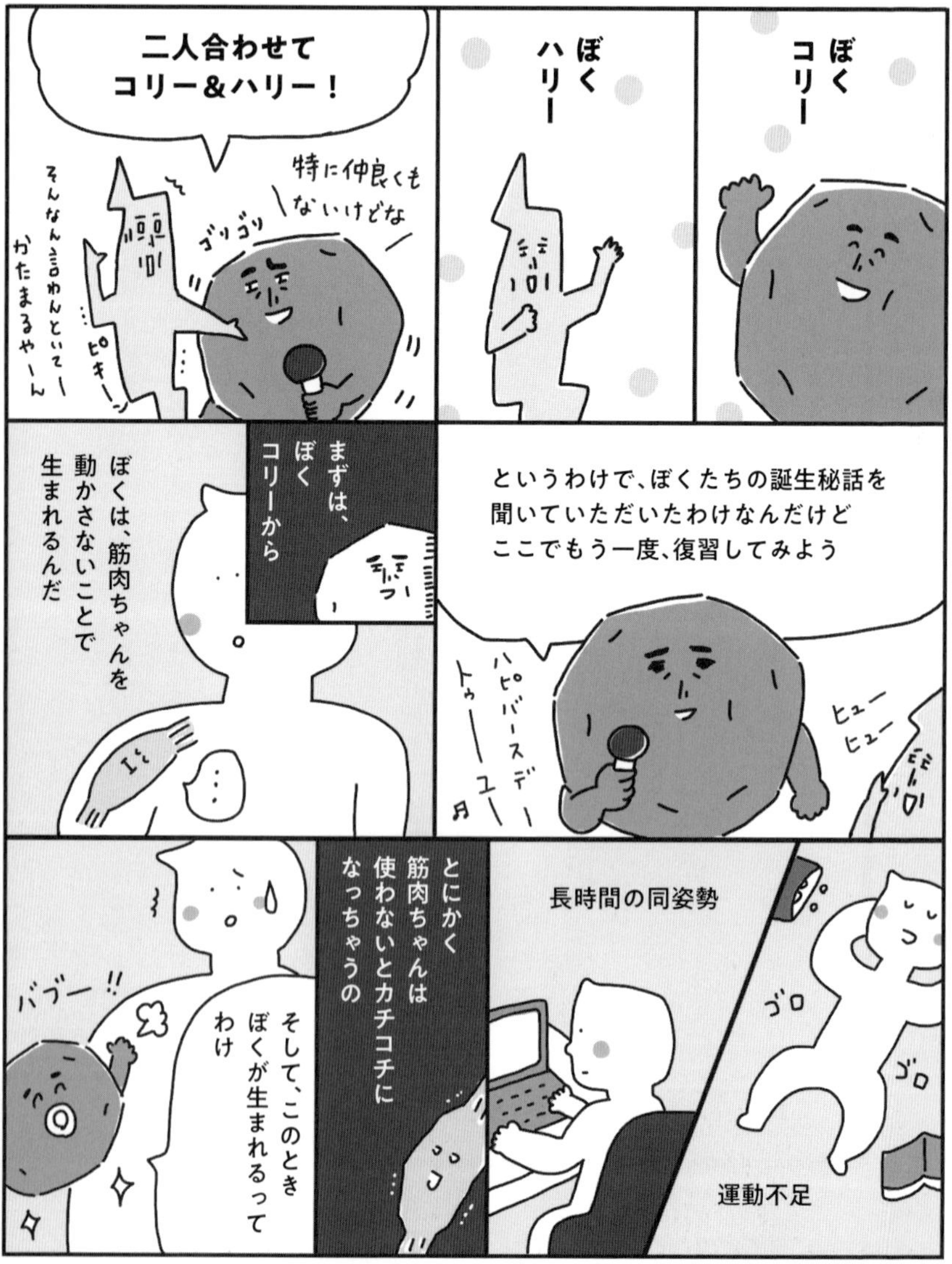

ぼく
コリー
ぼく
ハリー
二人合わせて
コリー&ハリー!
特に仲良くもないけどな
ゴリゴリ
そんなん言わんといて～
かたまるや～ん
ピキ～
というわけで、ぼくたちの誕生秘話を
聞いていただいたわけなんだけど
ここでもう一度、復習してみよう
ハピバースデー
トゥーユー
ヒューヒュー
まずは、ぼく
コリーから
ぼくは、筋肉ちゃんを
動かさないことで
生まれるんだ
長時間の同姿勢
運動不足
ゴロ
ゴロ
とにかく
筋肉ちゃんは
使わないとカチコチに
なっちゃうの
そして、このとき
ぼくが生まれるって
わけ
バブー!!

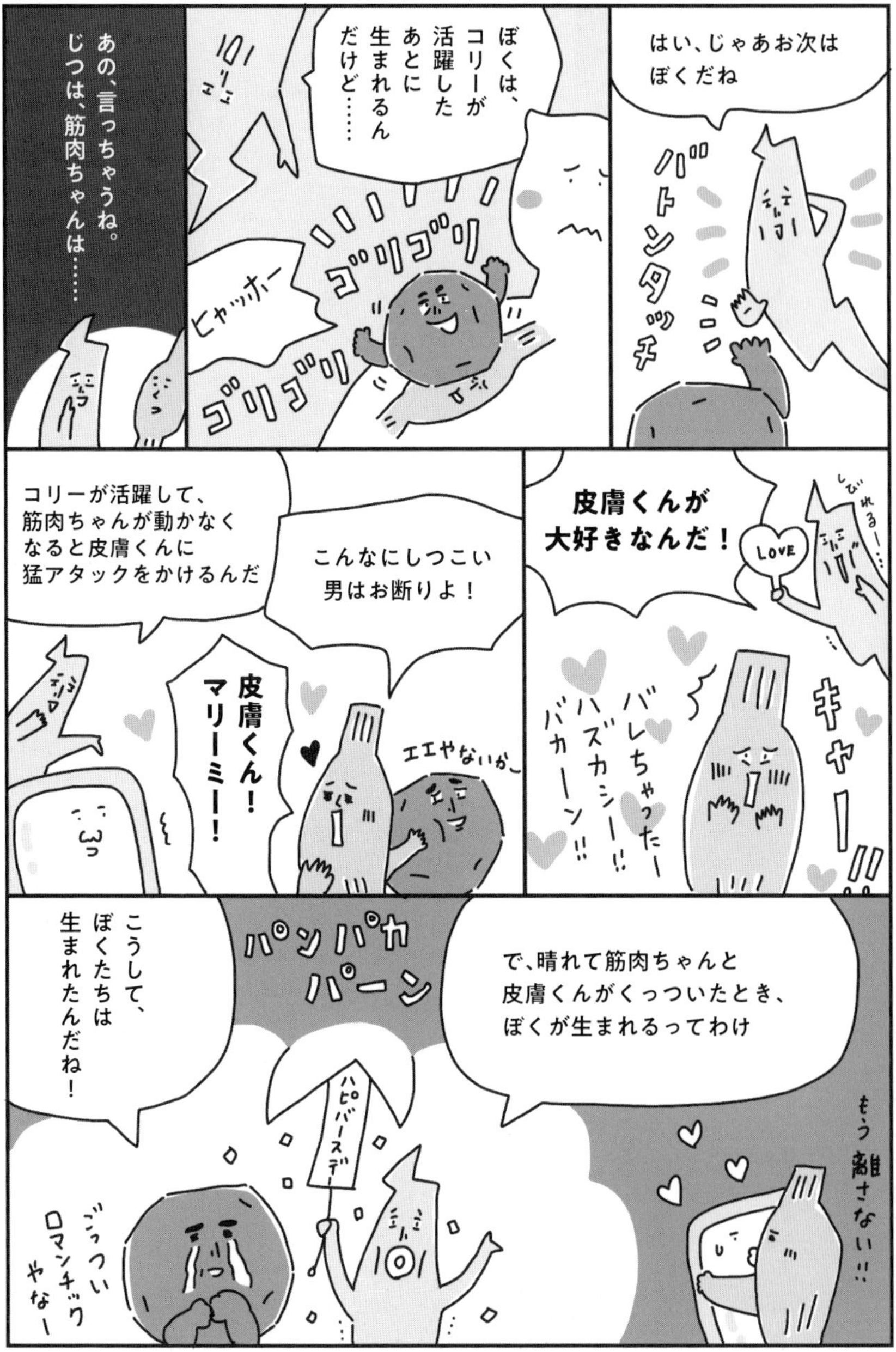

あの、言っちゃうね。じつは、筋肉ちゃんは……
ぼくは、コリーが活躍したあとに生まれるんだけど……
ゴリゴリ
ヒャッホー
ゴリゴリ
はい、じゃあお次はぼくだね
バトンタッチ
コリーが活躍して、筋肉ちゃんが動かなくなると皮膚くんに猛アタックをかけるんだ
こんなにしつこい男はお断りよ！
皮膚くん！マリーミー！
エエやないか
皮膚くんが大好きなんだ！
LOVE
しびれる…
バレちゃったー
ハズカシー!!
バカーン!!
キャー!!
こうして、ぼくたちは生まれたんだね！
パンパカパーン
で、晴れて筋肉ちゃんと皮膚くんがくっついたとき、ぼくが生まれるってわけ
ハピバースデー
ごっついロマンチックやなー
もう離さない!!

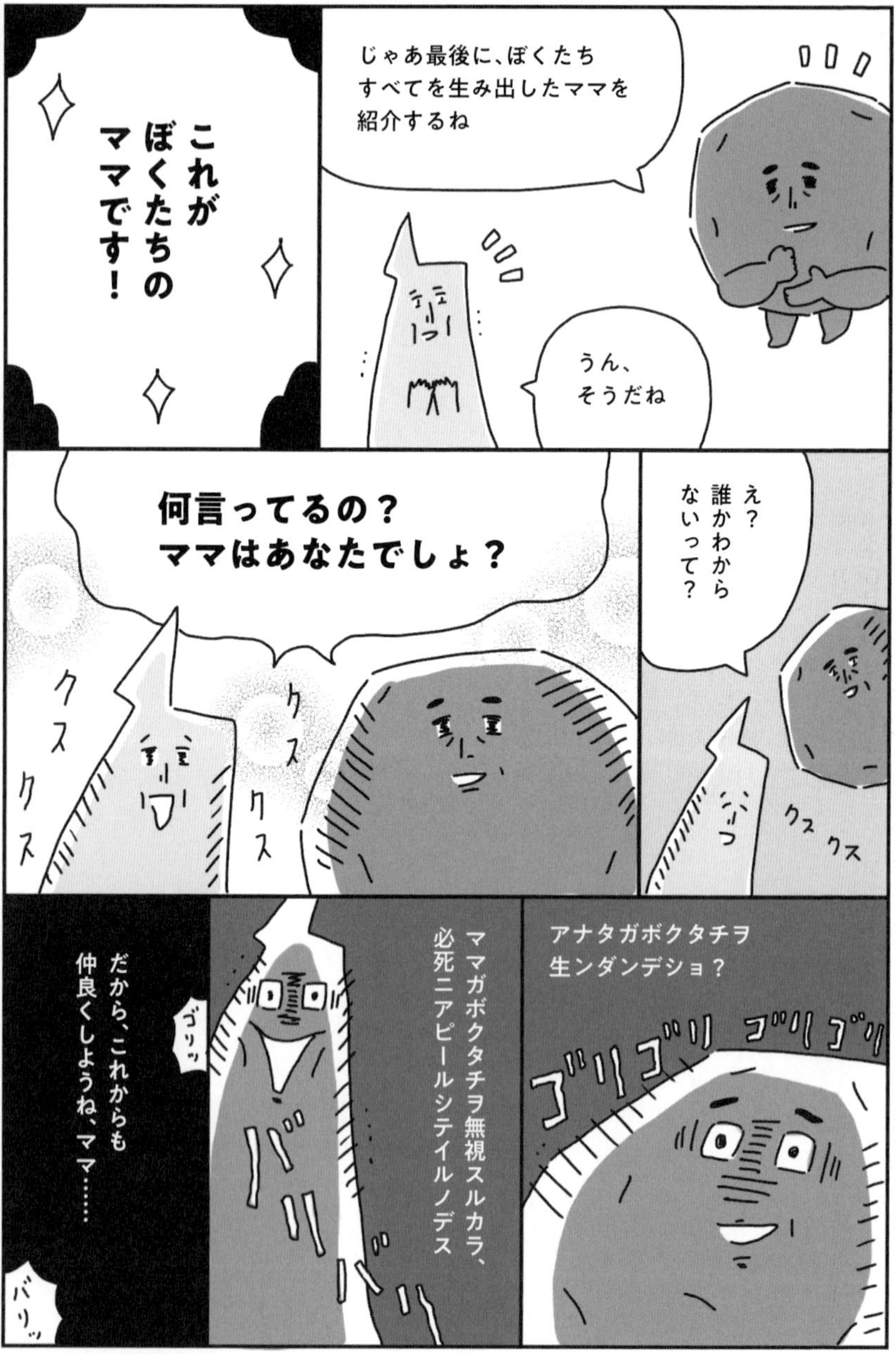
じゃあ最後に、ぼくたちすべてを生み出したママを紹介するね
うん、そうだね
これがぼくたちのママです！
え？誰かわからないって？
クスクス
何言ってるの？ママはあなたでしょ？
クスクス
クスクス
アナタガボクタチヲ生ンダンデショ？
ゴリゴリ ゴリゴリ
ママガボクタチヲ無視スルカラ、必死ニアピールシテイルノデス
ゴリッ
バリバリ
だから、これからも仲良くしようね、ママ……
バリッ

第2章

肩こりを治す

体の声を聞く。これが、治療の第一歩

ちょっとイヤな想像ではありますが、包丁で指を小さく切ったところを想像してみてください。

指からは血が流れ、ズキズキと痛みも感じます。

血が出る理由は、誰でもわかるとおり、血管を切ってしまったからです。

では、痛みは？

ズキズキとした痛みは、何のために感じているのでしょう。

この答えは、逆に考えるとわかります。

もし、痛みがなければ、血が流れても多少の不便を感じながら、平気で指を使い続けてしまうでしょう。でも、**痛みがあることで、指をしぜんとかばいます**。こうして安静状態になれば、これ以上、指にダメージを与えず、治すことに専念できるのです。

つまり、**痛みは体からの〝メッセージ〟**です。

切り傷の痛みは、「動かさないでほしい」というメッセージ。では、肩こりの場合はどうでしょう？

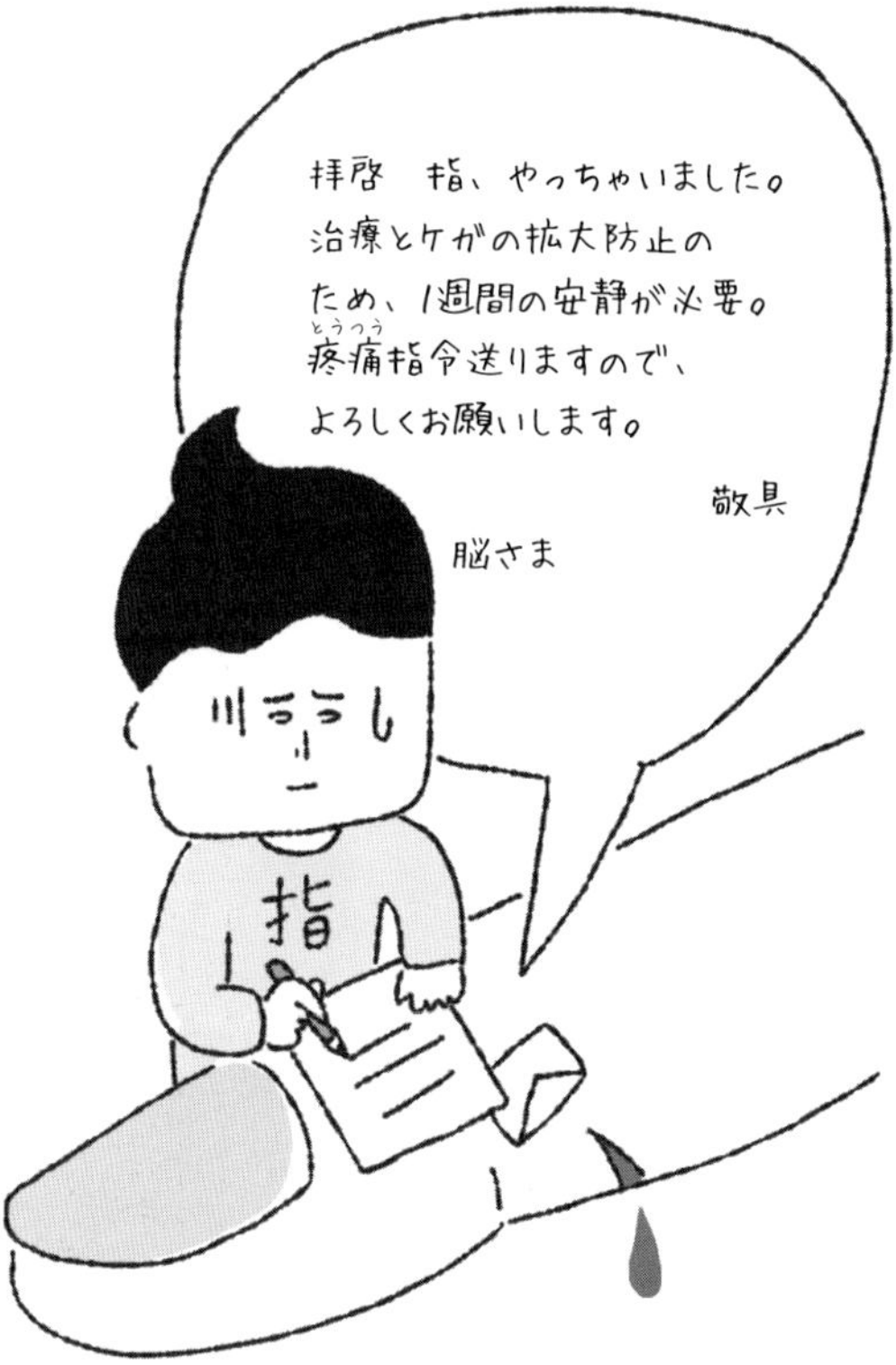
拝啓　指、やっちゃいました。
治療とケガの拡大防止のため、1週間の安静が必要。
疼痛《とうつう》指令送りますので、
よろしくお願いします。
敬具
脳さま
指

思い出してください。指を切った痛みと肩こりの痛みは、少し違いますよね。**痛みの種類が違うということは、メッセージの内容も違う**のです。

肩こりの痛み、もしくは強張りや違和感。これらが何を伝えようとしているのかというと、それは「運動してほしい」ということです。

「伸びた筋肉を戻してほしい」「たまった疲労物質を流してほしい」これが、肩こりが脳に伝えたいメッセージです。

なにしろ、肩こりは動かない負担から始まっているので、**体は動かすことによる負担軽減を求めています**。

痛みや強張りなど、肩こりの諸症状は、とても動かしてほしいと望んでいるようには思えないメッセージですが、神経を使って伝えられることは限られているので、大

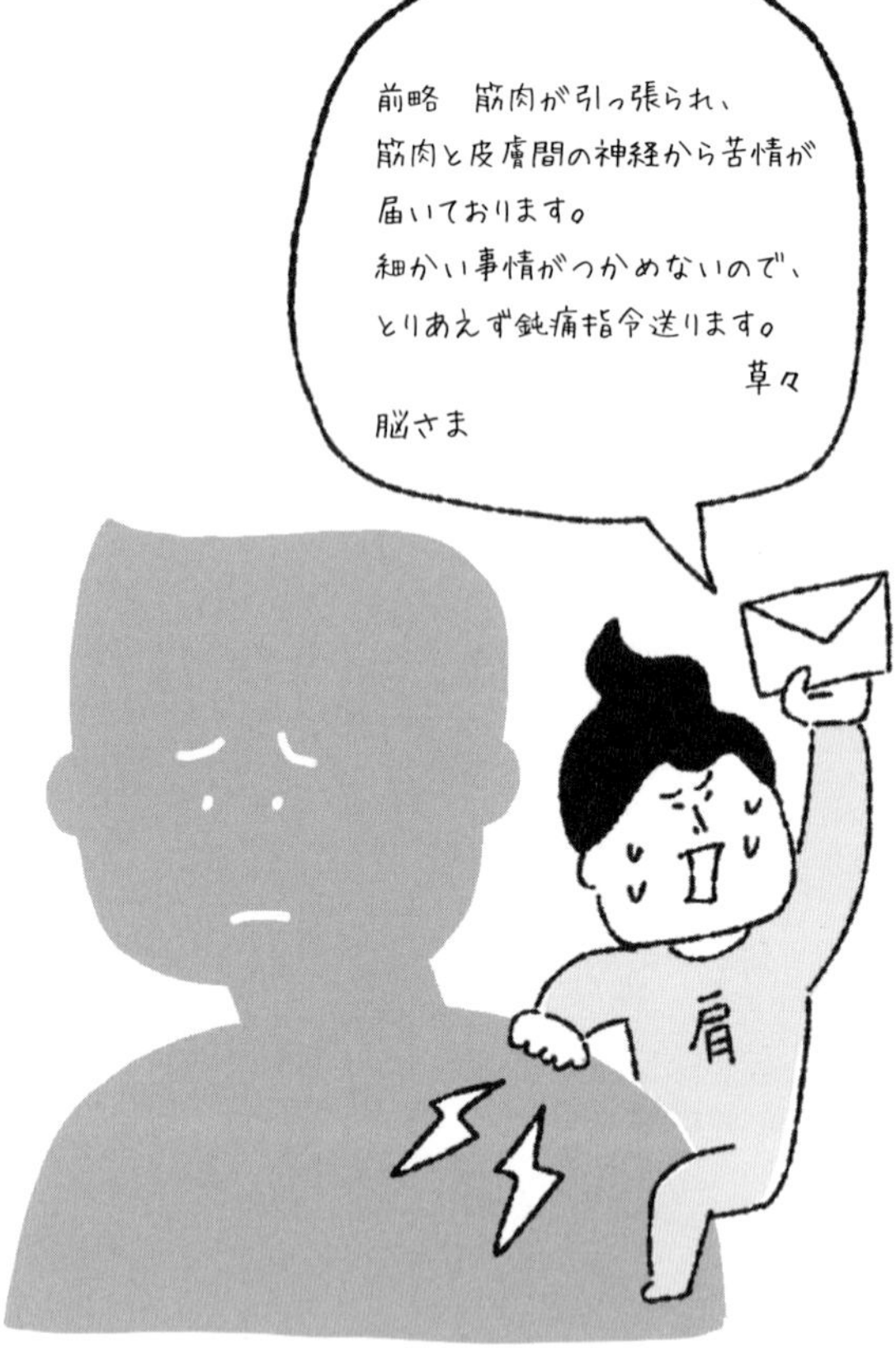
前略　筋肉が引っ張られ、
筋肉と皮膚間の神経から苦情が
届いております。
細かい事情がつかめないので、
とりあえず鈍痛指令送ります。
草々
脳さま
肩

目に見てあげてください。

この声を無視すると、体はどんどん硬くなり、症状を悪化させてしまいます。

ですから、体の声を聞いてあげましょう。その声に応えてあげましょう。そうすれば、体もどんどん調子にのって、みなさんに元気を与えてくれます。

そこで、本書の**巻頭で紹介している体操の出番**です。

これらは、とにかく肩こりの原因となる部分に、ピンポイントで働きかけるよう作成しました。見ていただければわかるとおり、**いつでもかんたんにできるものばかり**です。

ですから、まずは、この体操に取り組んでみてください。それだけでも体がよろこび、肩こりが緩和されていくことが実感できるでしょう。

巻頭では、やり方しか紹介していませんので、ここでは、各体操についてもう少しくわしく解説しておきます。

肩こり体操

0

筋肉と皮膚をはがして、肩を軽くする

つまみはがし

↓
P1

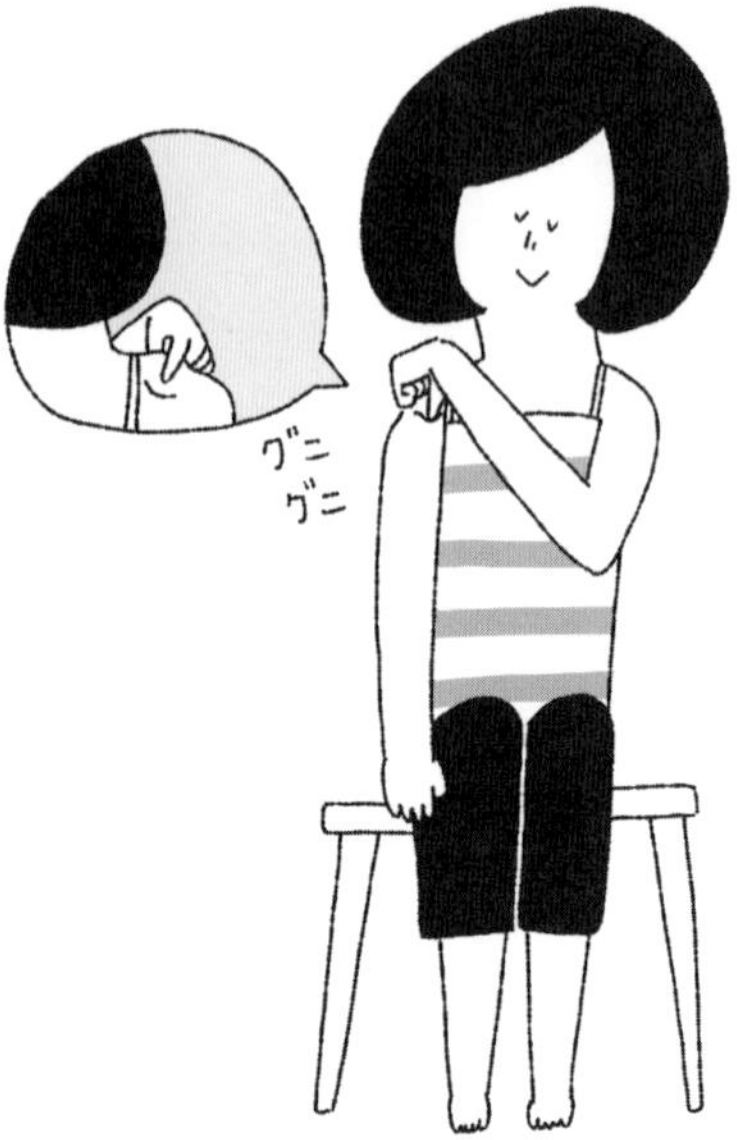

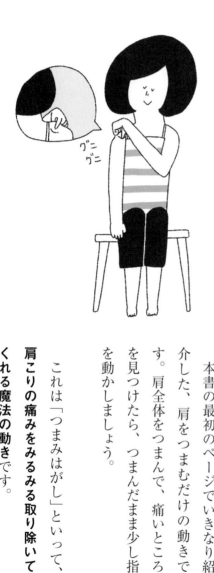

本書の最初のページでいきなり紹介した、肩をつまむだけの動きです。肩全体をつまんで、痛いところを見つけたら、つまんだまま少し指を動かしましょう。

これは「つまみはがし」といって、**肩こりの痛みをみるみる取り除いてくれる魔法の動き**です。

ポイントは、**皮膚だけをつまむ**こと。

ハリが強い人は、皮膚だけをつまむ感覚というのがわからないかもしれません。そのようなときは、首の前側などをつまむと、皮膚をつまむ感覚が得られます。

肩こりの痛みはハリから出やすいのですが、第1章でも紹介したとおり、筋肉と皮膚がくっついていて生まれるハリは、手術が必要なほど癒着しているわけではありません。つまんで動かすことで、かんたんにはがせるのです。

これで**筋肉と皮膚の一体化を解除し、痛みの軽減とハリの予防を行います**。

体操と呼べるほどのものではないかもしれませんが、**肩こりの痛みの多くはこれで取り除くことができます**。

痛みは、心を蝕《むしば》みます。

痛みに心を支配されると、体を動かす気持ちにもなれません。

ですので、まずは、気持ちよく痛みを取ることから始めていきましょう。

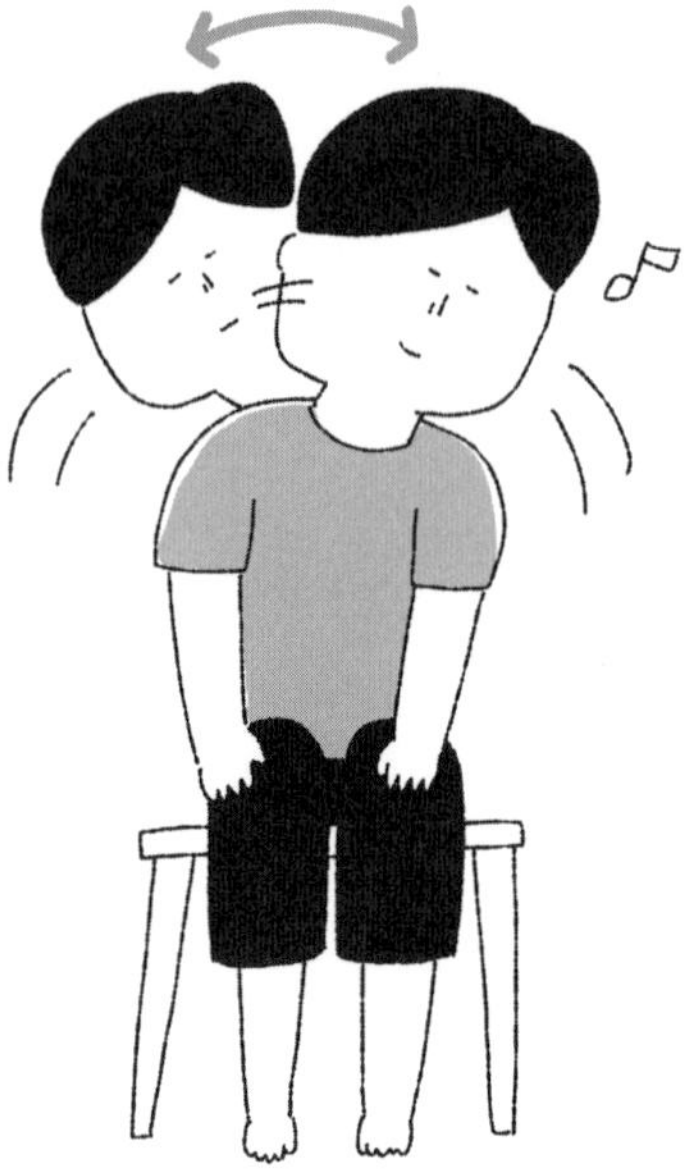

肩こり体操

1 首エクササイズ

緊張をほぐし、首本来の動きを取り戻す

↓
P4

この体操では、まず首を前後左右に動かすことで、**コリによって筋肉内にたまった疲労物質を流します**。さらに、過緊張によって動きが鈍くなった**筋肉に、本来の動きを思い出させ再教育する**意味もあります。

次に、首まわりの筋肉のスト

レッチも行ってください。動かすだけでなく、手を使ってストレッチをすることで、可動域が広がり、より筋肉が伸びる効果があります。筋肉は、伸ばせば縮むという性質があるので、筋肉の伸縮を手を使って行うことで、**筋肉をゆるめてリラックスさせていきましょう**。

首や頭などに症状を感じる人、「0．つまみはがし（P62）」で首すじに痛みを感じる人は、首を伸ばす時間を長くとったり、回数を増やしたりしてもよいかもしれません。

また、肩こりは、筋肉からではなく、頸椎《けいつい》から痛みが出ることもあります。首を回したときに「ジャリジャリ」と音がする人は、頸椎の軟骨が減ってきている証拠であり、この可能性が高いかもしれません。

ただ頸椎からの痛みといっても、その原因は、筋力不足や過緊張などにより、頸椎を支える筋肉の機能が低下したことにあります。**この体操で、筋肉が本来の働きや力強さを取り戻し、頸椎をしっかり支えてくれれば、症状も和らいでいく**でしょう。

肩こり体操

2 ギューストン

こり固まった筋肉をゆるめる

↓
P6

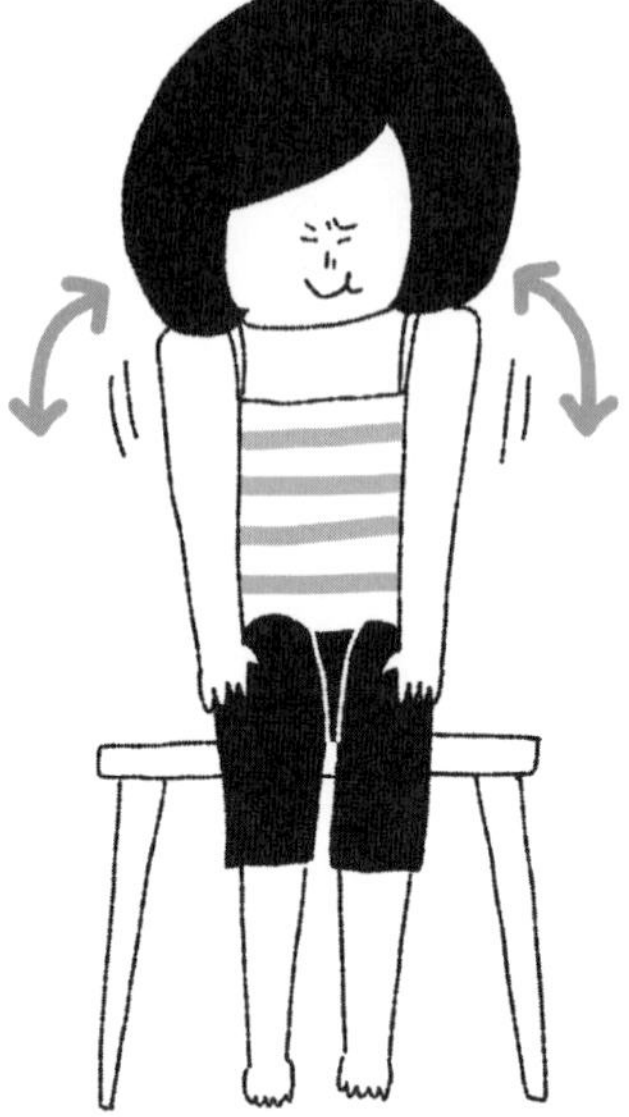

肩をギューっともち上げてから、ストンと落とすから「ギューストン」。**この体操によって得られるものは、緊張と緩和**です。

肩こりは、筋肉の緊張が続くことによって起こる症状。これは、裏を返せば、緩和ができていないということでもあります。

そこで役立つのが、この体操と

いうわけです。

思い切り肩をもち上げてから一気に脱力すると、肩からスーッと力が抜けていく感覚が得られると思います。この感覚を大事にしてください。これが、〝力を抜く〟ということです。

心も体も緊張に晒《さら》されがちな現代には、この〝抜く〟という感覚が足りていません。せわしない毎日で、多くの人が力を抜くことを忘れてしまい、これが肩こりの悪化につながっています。

ほかの体操は、体を動かすことに意義がありますが、**この体操だけは、力を抜く感覚を体で感じることが大切**です。

連続して体操を行うと、ついつい力を入れることに集中してしまいがち。この体操を行うときには、抜くという感覚を忘れないようにしてください。

肩こり体操

3 若返りトレーニング

丸まった姿勢を正し、若々しい体によみがえる

↓
P8

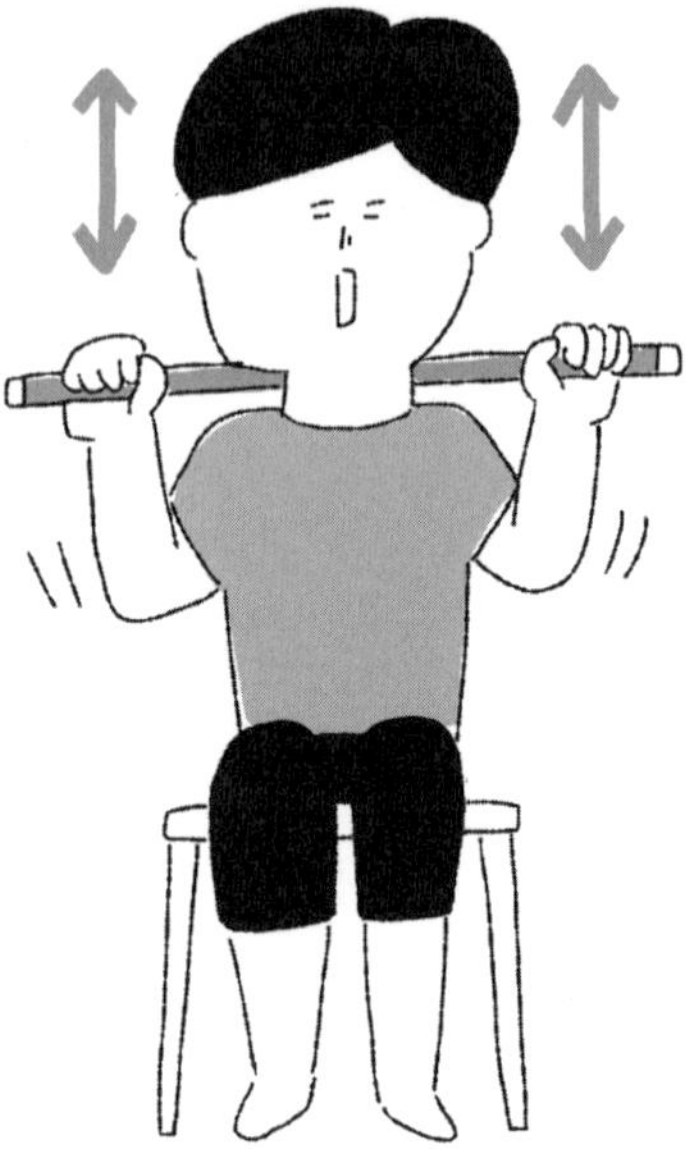

棒やタオルを両手で持ち、頭のうしろで上げ下げします。

この体操は、サルに二足歩行を教えるためのトレーニングとしても使われているそうです。サルのトレーニングが、人間にも効果があるのか？　と思うかもしれませんが、この体操は、肩こりの人にとって大きな効果をもたらしま

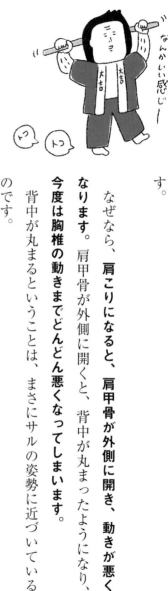

す。

なぜなら、**肩こりになると、肩甲骨が外側に開き、動きが悪くなります。**肩甲骨が外側に開くと、背中が丸まったようになり、**今度は胸椎の動きまでどんどん悪くなってしまいます。**

背中が丸まるということは、まさにサルの姿勢に近づいているのです。

サルの姿勢に近づくと、体の安定が失われ、当たり前のようにできていた二足歩行まで、だんだんと難しくなっていきます。

たとえば、年を取って、つまずきやすくなったり、体がよろめいたりということは増えていませんか？　このようにバランスを崩しやすくなっているのは、ふだんの姿勢が安定していないというのが大きな原因です。

だからこそ、この体操です。

つまずいたり、よろめいたりするなんて考えもしなかった、あの頃の体を取り戻しましょう。

胸を前に出すようにして棒を上げ下げすることで、胸椎に彎曲が生じて、肩甲骨が引き寄せられます。安定した二足歩行は、この姿勢から生み出されるのです。

こうして、サルに近づいてしまった体を人間へと戻していきましょう。

ちょっとした時間を見つけては、励んで欲しい体操ではありますが、この体操は、人によっては痛みが出たり、棒を上げ下げするだけなのに大きな疲労感をもったりします。

でも、この痛みとツラさは、自分の体が硬くなっている証拠。

しばらくは、この痛みとツラさに耐えて頑張ってみてください。また、体操後も痛みが残ってしまうという人は、「0．つまみはがし（P62）」を行うことで、痛みが和らぐかと思います。

肩こり体操

4 肩甲骨クローズ

肩こりと深く関わる肩甲骨の動きをなめらかにする

↓
P10

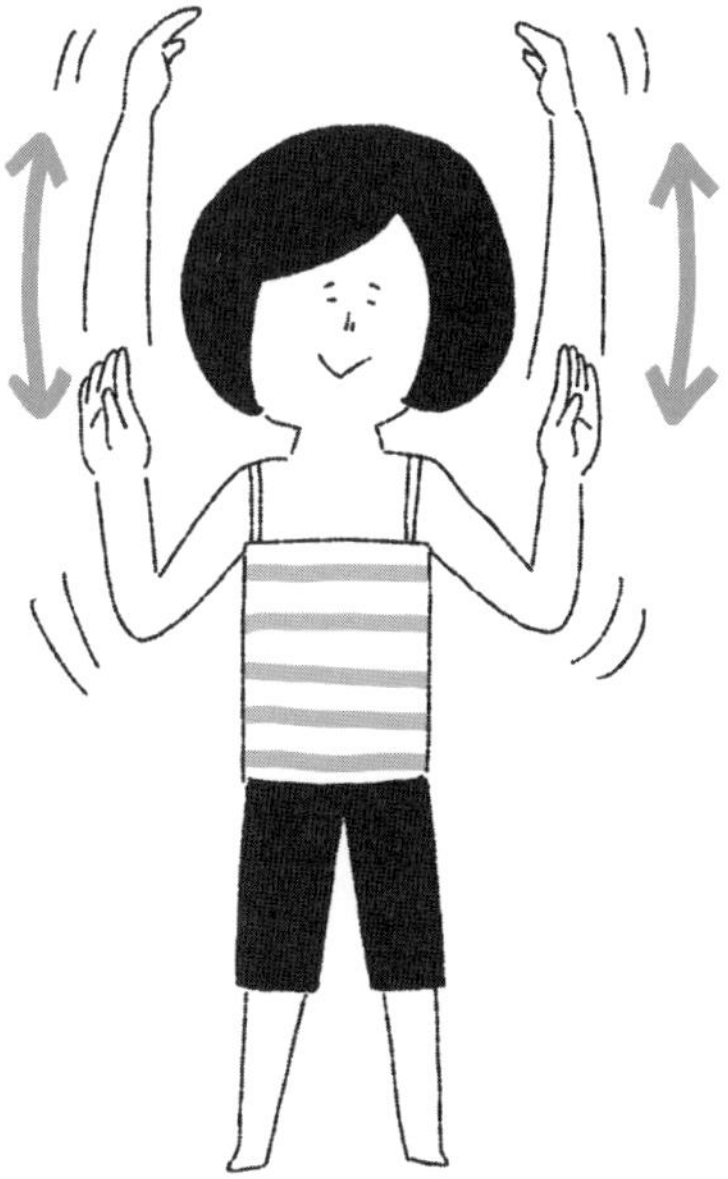

肩こりになると、背中が丸まり、サルのような姿勢に近づいてしまう。それを「3．若返りトレーニング（P68）」で、あるべき姿勢に戻したら、今度は、肩甲骨の動きをなめらかにするこの体操も行っていきましょう。

ポイントは、**肩甲骨の動きを実感する**ことです。

まっすぐ上げた腕を、手のひらを外に向けながらゆっくり下ろしていくと、肩甲骨の下のほうがグーッと引き寄せられます。再び腕を上げると、今度は肩甲骨の上のほうがグーッと引き寄せられていきます。

この肩甲骨の上下が閉じる動きを、しっかりと感じてください。

「3．若返りトレーニング（P68）」と同様、長年肩こりに苦しんできた人にとっては、痛みや疲労を感じることが多い体操でしょう。しかし、**肩甲骨の挙動を確保すること こそ、肩こりの諸症状から脱する最大のポイント**といっても過言ではありません。大丈夫。どれだけ動きが悪くなっていても、続けていれば、いずれ筋肉のコリはほぐれ、ハリも取れていき、肩甲骨はだんだんと従来の動きを取り戻していきます。

痛みや疲労を感じる人には、やはり「0．つまみはがし（P62）」がおすすめです。このとき、ただつまんで動かすだけではなく、筋肉の状態も確認しながら行うようにするとよいかもしれません。

肩甲挙筋

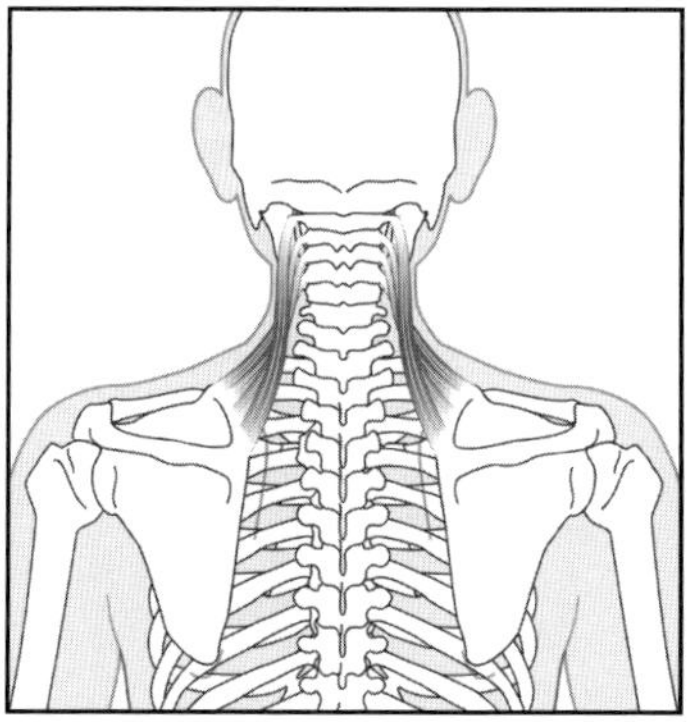

上部僧帽筋

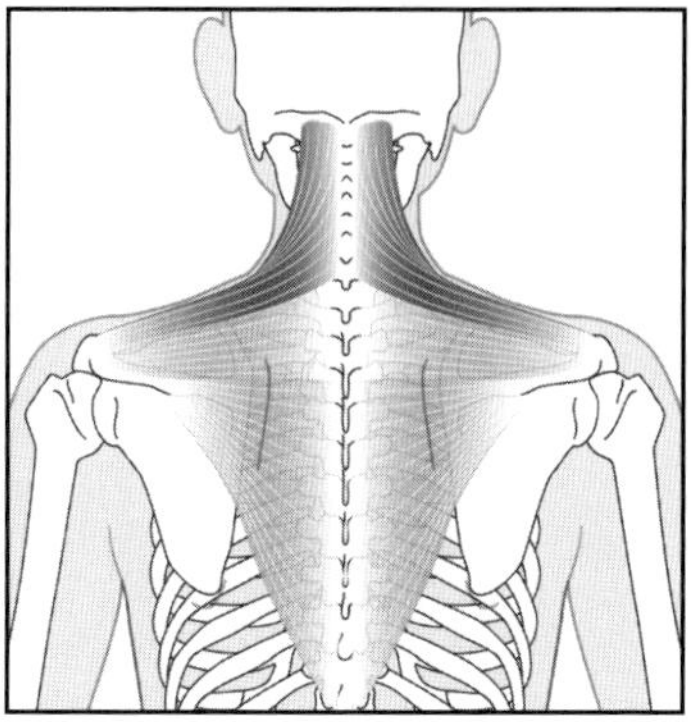

肩こりの人は、**後頭部から首すじまでつながっている肩甲挙筋《けんこうきょきん》**と、**肩を覆うようについている上《じょう》部《ぶ》僧帽筋《そうぼうきん》**、この2つの筋肉のコリやハリがとくに強く出ています。最初は、この部分の皮膚だけをつまむということすら難しいかもしれませんが、続けていくと、だんだんと皮膚と筋肉の癒着が取れ、また、筋肉に弾力も戻ってきます。

〝変化を実感する〟これも体操を続けるために大切な要素です。

体操でアプローチしている肩甲骨や胸椎の動きだけでなく、さまざまな部分から自分の体の変化を感じて、確実によくなっていることを見逃さずに続けていきましょう。

肩こり体操

5 腹凹《へこ》体操

体幹をかんたんに鍛え、全身を整える

↓
P12

お腹を凹ませるだけのかんたんな体操ですが、「ドローイン（Draw-in）」という名で、腰痛対策や体幹のトレーニングに用いられ、ずいぶん知られるようになりました。

これは、**おもにお腹をグルリと囲むようについている腹横筋に働きかけます。**

腹横筋

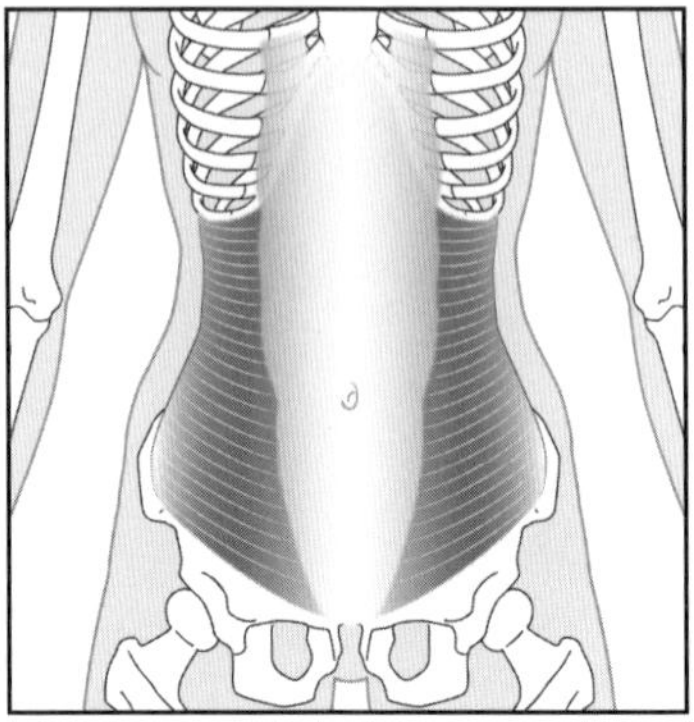

なぜ、肩こりを治すためにお腹の筋肉を鍛えるのか？ それは、肩こりになっている人は、肩甲骨の開きから姿勢が乱れており、その影響が全身

にまで波及しているためです。
姿勢の乱れについては、第3章でくわしく説明しますが、理屈はさておき、実際にこの体操をやってみると、姿勢の乱れを感覚で理解することができます。

お腹をグーッと凹ませていくと、腹横筋はもちろん、それにつながる体幹部の筋肉がまるごと刺激されます。すると、それらの筋肉に支えられるかたちで、骨盤、背骨、肩甲骨といった、**よい姿勢をキープするうえで重要な骨たちが見事に正しい位置へ収まっていく**のです。

いままでは筋肉がなまけていたため、背すじは曲がり、お腹は出たような状態になってしまっていました。この体操で、各筋肉が元の働きを取り戻すと、おのずと背すじが伸び、凛とした正しい姿勢がつくられるというわけです。

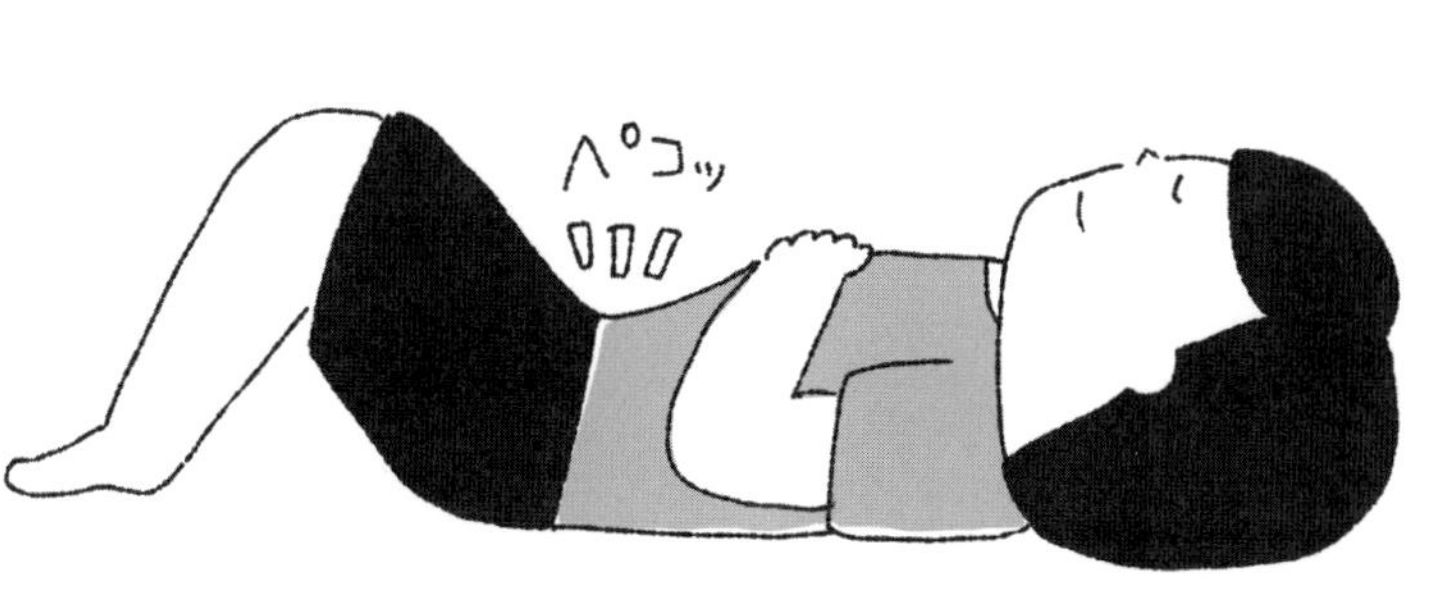

いつでも、どこでも、目立たず、かんたんにできる動きながら、姿勢づくりや骨を支える筋肉の強化など、メリットの多い体操なので、日常のいろいろなシーンで試してみてください。

朝、歯を磨きながら、日中パソコン作業をしながら、帰宅の電車のなかでも、気がついたときに実践できます。

あくまで余談ですが、「腹凹《へこ》体操」を行ったあとは、しばらくウエストサイズがダウンします。だいたい平均で2~3㎝ほど細くなるので、ちょっといい格好をしたいときにも役立つかもしれません。

肩こり体操

6 超土下座

背中をグーッと反らし、胸椎の可動性を取り戻す

↓
P14

腕を前に伸ばして、大げさに土下座しているような格好になることから、ふざけた名前をつけてしまいましたが、この体操のポイントは背中と胸です。

おしりを上げて、**胸をペタッと床につけるようにすることで、脊柱全体、とくに胸椎を反らせる動きが可能になります。**

「3．若返りトレーニング（P68）」と「4．肩甲骨クローズ（P71）」この2つの体操がなかなかラクにならない……。いつまでもツラい……。という人は、胸椎が相当固くなっていると考えられるので、この体操を多めに取り入れるとよいかもしれません。

ただし、この体操は、自分の体重を乗せて脊柱を動かすため、ほかの体操よりも大きな力をかけることになります。肩に痛みが出る人は無理をせず、ほかの体操で肩甲骨の柔軟性を取り戻してから、再び行うようにしてください。

胸椎の可動性を上げると、肩こり緩和以外にも、大きなメリットが得られます。それが**「呼吸が深くなる」**ということ。

背中が丸まると、胸椎や肋骨《ろっこつ》の動きも悪くなってしまうため、肺を大きく広げることができません。この体操で胸椎が柔軟に動くようになると、胸も広がりやすくなるため、しぜんと呼吸も深くなっていきます。

呼吸は、細胞の栄養となる酸素を取り込むためのもの。ふだんから深い呼吸ができるということは、健康に生きる基礎であり、奥義ともいえます。

本書で紹介する体操のなかでは、唯一、体を床につけないとならない体操です。ほかの体操にくらべるといつでも気軽にできるというわけではありませんが、寝る前、起きた直後など、ふとんにいる時間を有効活用してみてください。

寝る前なら、体の強張りが取れてリラックスして睡眠に入れますし、起きた直後なら、睡眠時に固まった体をほぐせます。

最初は億劫《おっくう》に感じるかもしれませんが、これらのメリットを感じながら、習慣化を目指しましょう。

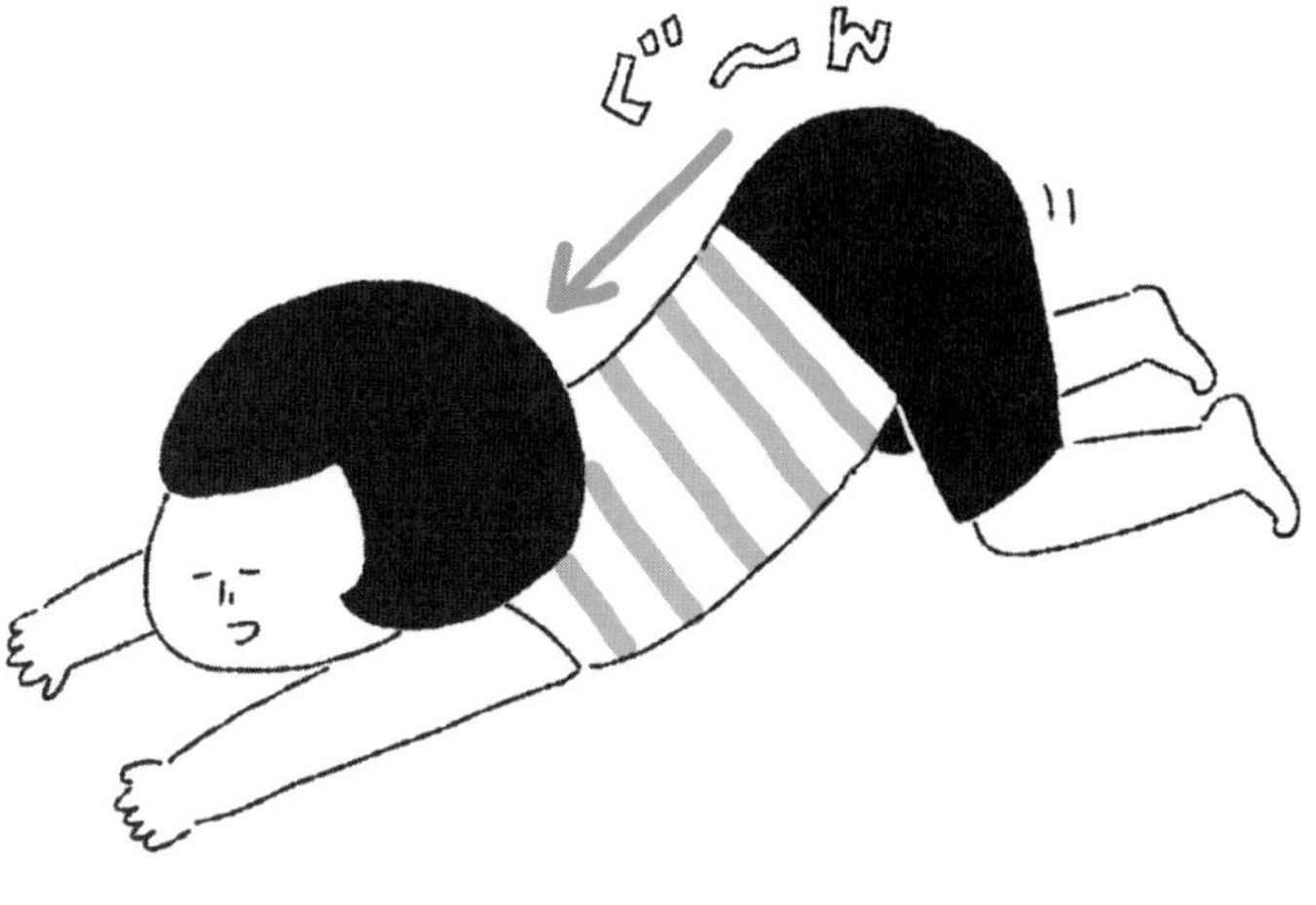

生活のなかに体操を溶け込ませる

本書の体操は、やりやすいように目安となる頻度や回数を書いてはいますが、最初は、回数なんて気にせず、それぞれの体操を**「とにかく頻繁に行う、気付いたら行う」**くらいに考えてください。

長年の肩こりで固くなった筋肉をほぐし、正常な働きを取り戻すためには、何度も筋肉に刺激を与え、再教育を施す必要があります。

また、肩こりは基本的に運動不足が影響しています。本書の**かんたんな体操から体を動かすことに慣らして、運動習慣を体に植えつけることにより、慢性的な運動不足から脱却する**ことも肩こり治療の一環となります。

症状の差はあれど、このペースで続けていけば、早い人で2週間、遅い人でも2か月もあれば、肩こりの症状が軽減したと実感できることでしょう。

この回数や期間が、長いと感じる方もいらっしゃると思います。そこで、少し考え方を変えてみましょう。

ひと通り体操をやっていただければ、わかると思いますが、体操後はしぜんと深呼吸をしていたり、肩からスッと力が抜ける感じがしたり、頭がちょっとスッキリしたりと、何かしら心地よさを感じられると思います。

「体操をしなくては！」と思うから、面倒に感じるのです。**単純に、心地よさを求めるために動く**というのは、どうでしょうか？

人間の集中力は、だいたい3時間くらいが限界といわれています。集中が途切れたとき、仕事や家事でひと区切りついたときなど、生活のなかには、いくつもの気分転換を要する時間があるはずです。その息抜きとしてこの体操を取り入れれば、次の行動への弾みにもなるのではないでしょうか。体操と気負わず、**生活のなかの景気づけとでも考えて続けてみてください。**

さて、体操で肩こりが軽くなっていったら、次は、生活改善です。

第1章で紹介したとおり、肩こりの根本原因は、生活のなかで生じる「動かない負担」ですから、ここにメスを入れなければ、肩こりを本当の意味で治すことはできません。

ただ、その前にもう一度だけ、肩こりのしくみについて話をさせてください。

ちょっと息抜きコラム②

※読みとばしていただいても、構いません。

医者と肩こりと魔法の言葉

一時期、「ストレートネック」という言葉が流行りました。

みなさんも、一度は耳にしたことがあるのではないでしょうか。

スマホ操作やパソコン作業を長時間行うことで、頸椎《けいつい》の弯曲がなくなり、まっすぐになってしまう症状です。肩こり、とくに首の痛みを引き起こす原因と騒がれましたが、ストレートネックだから肩こりになるわけではありません。

医者の立場から言わせていただくと、ストレートネックは便利な言葉です。第1章で紹介した肩こりのしくみですが、医者でも、ここまでのことをわかっている人は少数です。さらに、理解はしていても言葉で説明できるレベルにまで昇華させている医者となると、ほとんどいないと言っていいでしょう。

つまり、患者さんが、もし「どうして肩こりになったのか?」と、原因をたずねてきたら、医者は結構困ってしまうのです。

「いろいろな要因が重なって」「肩こりは医学的に解明されていない」「原因不明」医者によってどう答えるかは違いますが、何にしても、患者さんが納得できる言葉をもっていないことでしょう。

そこに登場したのが、ストレートネックです。

メディアが「肩こりはストレートネックが原因」とあおってくれているので、レントゲンを見せながら「ストレートネックですね」と言うだけで、患者さんはかんたんに納得してくれるのです。

さらに、「スマホやパソコン作業を少し控えたほうがいいかもしれませんね」と付け加えれば、当然患者さんは思い当たる節があるので、よく当たる占い師にでも見てもらったかのように晴れやかな顔で帰ってくれます。

患者さんの心を軽くするのも我々の大切な仕事なので、非難をするつもりはありませんが、ストレートネックが肩こりを生み出すという事実はありません。

せいぜい、頸椎《けいつい》がまっすぐになると、椎間板に負担をかけやすいので、筋肉ではなく頸椎から痛みが出る可能性が多少高くなる、くらいのものです。

ただし、肩甲挙筋《けんこうきょきん》が過緊張を起こすなど、首の筋肉の働きが鈍くなり頸椎を支える機能が衰えたことで、ストレートネックになる可能性は充分にありえます。

そう考えると、「ストレートネックだから肩こりになった」のではなく、「肩こりだからストレートネックになった」と言ったほうが正しいと思います。

ただ、これを治すために特筆すべきことはありません。本書の体操と生活改善を行ってもらえれば、頸椎を支える首の筋肉は状態がよくなっていくので、ストレートネックも治っていくというわけです。

章末おまけマンガ

コリー＆ハリーの災難

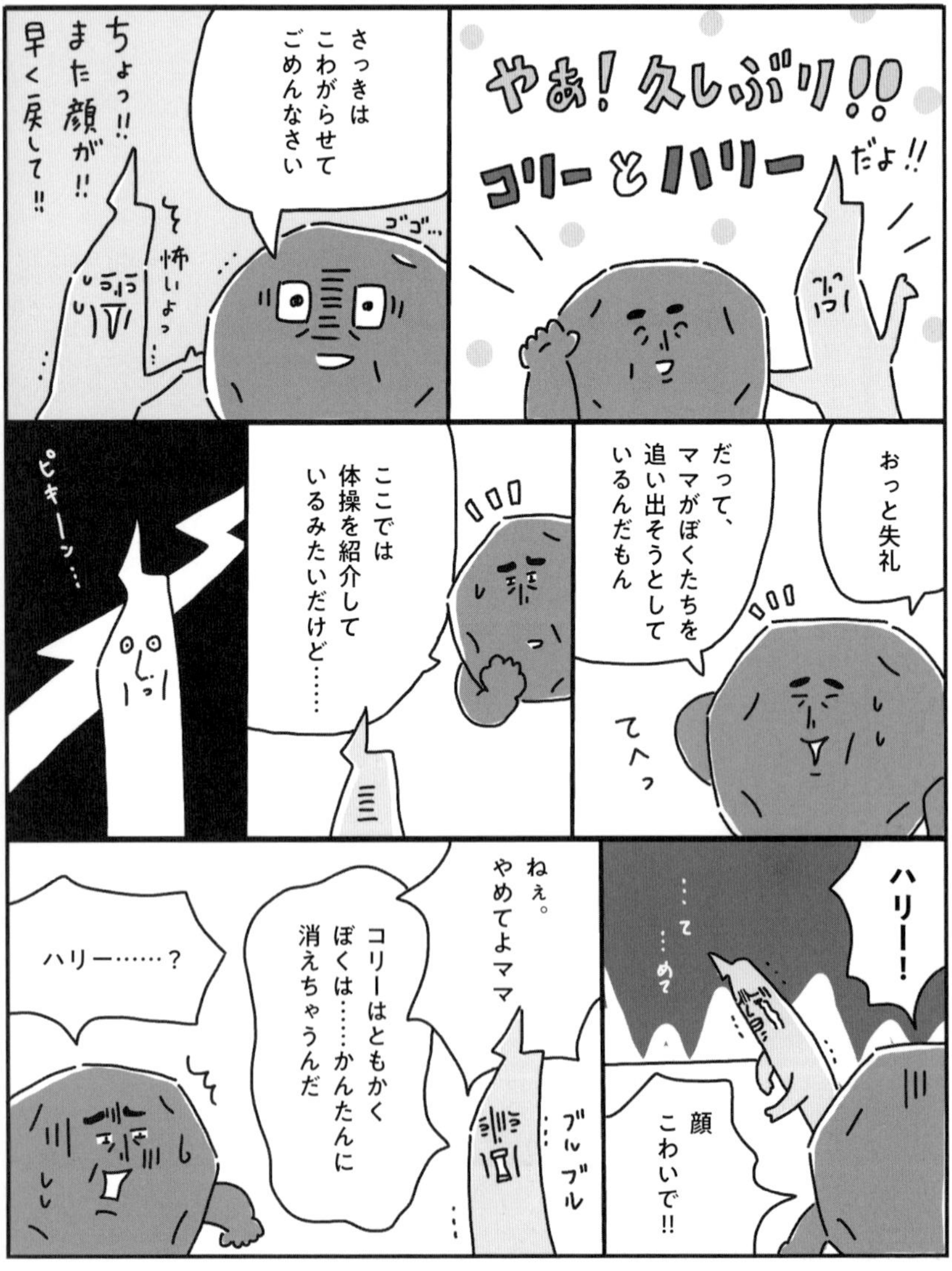
やあ！久しぶり!!
コリーとハリーだよ!!
さっきはこわがらせてごめんなさい
ゴゴ…
ちょっ!! また顔が!! 早く戻して!!
怖いよっ
おっと失礼
だって、ママがぼくたちを追い出そうとしているんだもん
てへっ
ここでは体操を紹介しているみたいだけど……
ピキーン…
ハリー!!
…て
…めて
顔こわいで!!
ねぇ。やめてよママ
コリーはともかくぼくは……かんたんに消えちゃうんだ
ブルブル
ハリー……？

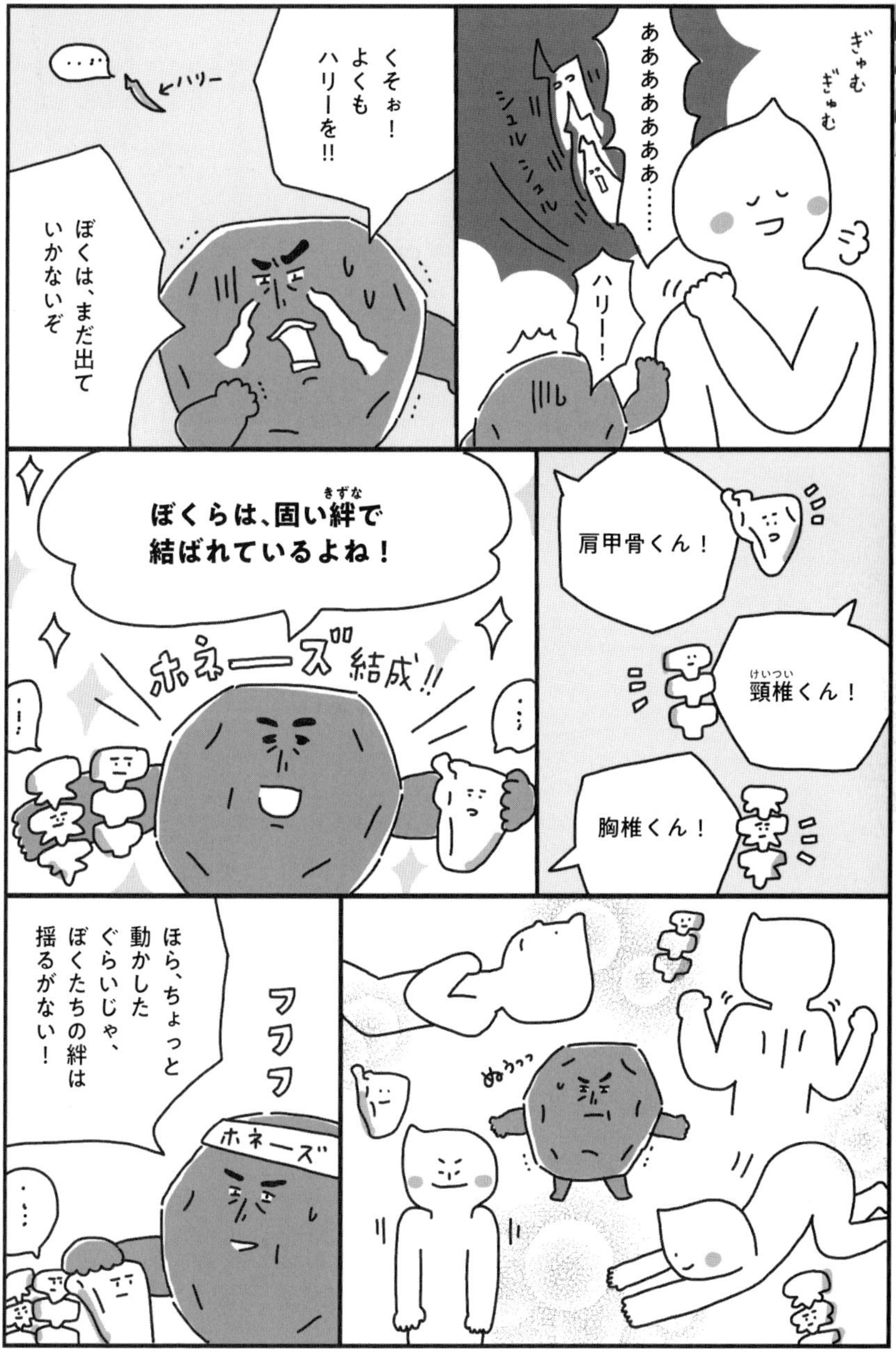

ぎゅむ
ぎゅむ
あああああああ……
シュルシュル
ハリー！
くそぉ！
よくも
ハリーを!!
…!
ハリー
ぼくは、まだ出て
いかないぞ
肩甲骨くん！
頸椎《けいつい》くん！
胸椎くん！
ぼくらは、固い絆《きずな》で
結ばれているよね！
ホネーズ結成!!
…!
…!
フフフ
ほら、ちょっと
動かした
ぐらいじゃ、
ぼくたちの絆は
揺るがない！
ホネーズ
…!
ぬうっっ

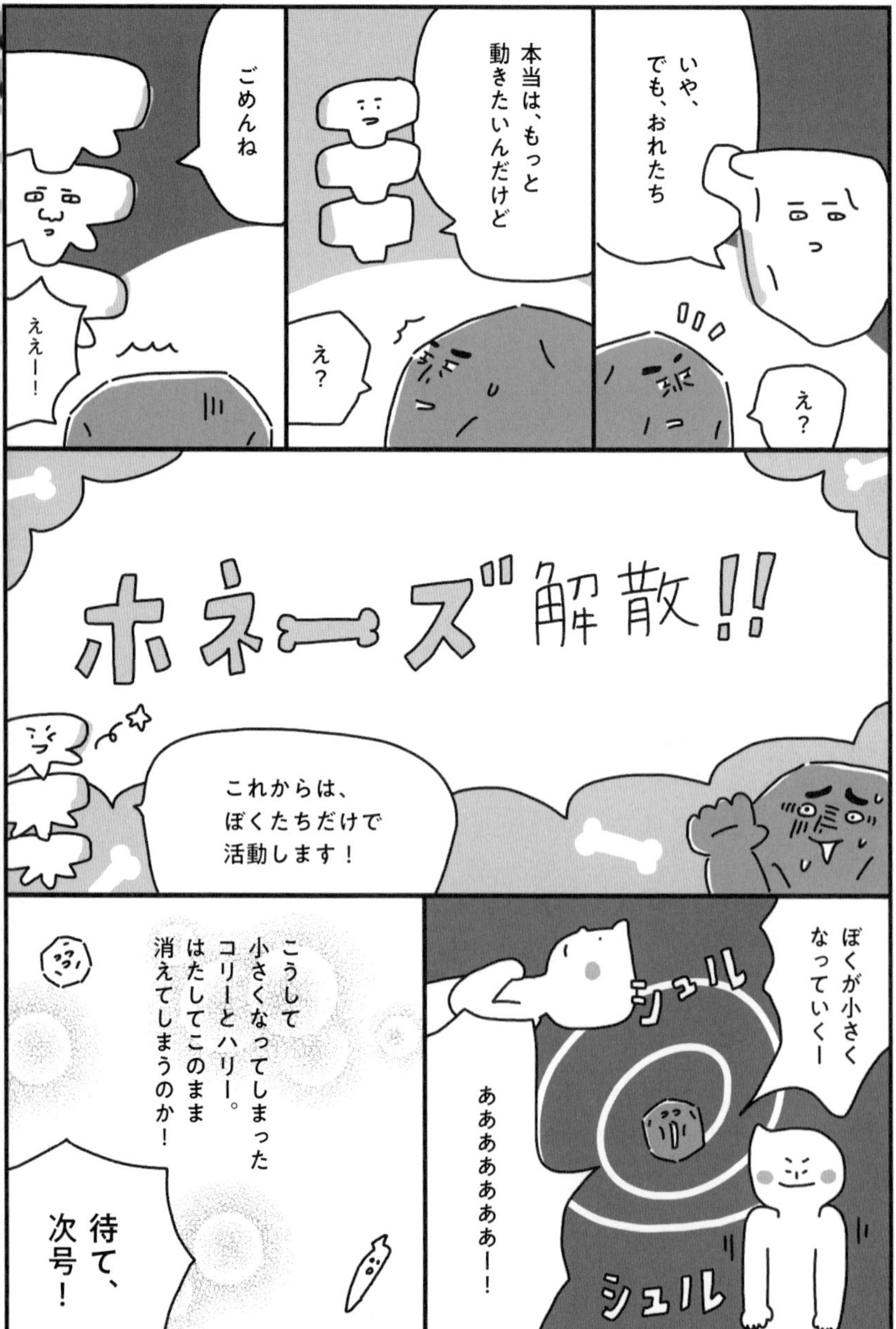
いや、
でも、おれたち
え？
本当は、もっと
動きたいんだけど
え？
ごめんね
ええー！
ホネーズ解散!!
これからは、
ぼくたちだけで
活動します！
ぼくが小さく
なっていくー
シュル
シュル
あああああああー！
こうして
小さくなってしまった
コリーとハリー。
はたしてこのまま
消えてしまうのか！
待て、
次号！

第3章

肩こりを治せば、老いも止められる

肩甲骨が「老い」をつくる

第1章では、肩こりの二大症状ともいえる「コリ」と「ハリ」について、紹介させていただきました。肩こりがどのようにして症状を引き起こすか。ということだけであれば、第1章の内容を知っていれば、充分かと思います。

ただ、肩こりは、肩の違和感や痛みだけでは終わりません。

むしろ、肩こりの諸症状よりも、**肩こりによって引き起こされる体の変化こそが、本当のこわさ**ともいえます。

本書のタイトルにもあるように、**肩こりは「老い」に大きく関係しています。**

28ページの図で、「肩こりは、肩甲骨が外側に開いている」と書きましたが、これこそが、老いを生み出す温床となっているのです。

そこで、これまでは筋肉から肩こりのしくみを紹介してきましたが、これに肩甲骨を加えて説明していきましょう。

コリやハリは、筋肉が伸びることによって引き起こされるとお話しましたが、そもそも、筋肉はどうして伸ばされてしまうのでしょうか。ここに、肩甲骨が大きく関わっているのです。

肩甲骨は、筋肉によって支えられています。それゆえに、可動域が広く、腕を自由に動かすことにひと役買っているのですが、この動きを制限しているのが、今の生活です。

スマホ操作、パソコン作業、車の運転、寝転がっての読書……。日常で何気なくやっているこれらの動作は、気をつけないと、腕を前に出していたり、背中を丸めていたりと、肩甲骨が外側に開く姿勢をつくり出しています。

こうして肩甲骨が開くと、肩甲骨に付着する筋肉もいっしょに引っ張られて伸ばされてしまいます。そして、**肩甲骨が開いた姿勢が連日、長時間続くことで、引っ張られた筋肉が過緊張状態になり、こり固まってしまう**のです。

たとえば、「3．若返りトレーニング（P8）」や「4．肩甲骨クローズ（P10）」をやってみると、自分の肩甲骨がいかに固くなっているかがわかると思います。肩甲骨に柔軟性があれば、これらの体操で痛みを感じることはありません。しかし、本書を読んでいる人ならほとんどの人が、痛みを感じたのではないかと思います。この痛みこそ、筋肉の過緊張の証拠であると同時に、肩甲骨が開いたままになっている証拠でもあります。

そして、**肩こりは姿勢の変化ももたらす**のです。

体はつながっています。肩甲骨が開くと、胸椎も引っ張られるように動いてしまい、丸くなった背中ができあがります。そして背中が丸くなると、体は前方に傾くので、それを補うために骨盤をうしろに傾けて、バランスをとろうとします。

このように、肩こりになったことで、姿勢も確実に悪くなっているのです。自覚がない人も多いかもしれません。しかし、それは気付いていないだけで、肩こりになると確実に姿勢も悪化しています。

「姿勢を正しましょう」

誰もが、一度や二度ではすまないほど耳にしているのではないでしょうか。

しかし、この流れを見てもわかるとおり、筋肉にコリやハリが出ている状態では、いくら姿勢を正しても、コリ、ハリのある筋肉によって再び元の姿勢に戻されてしまいます。つまり、肩こりになっている人は、姿勢もセットで悪くなっているということです。

そして、この**悪姿勢こそが「老い」を生み出す原因**なのです。

老いすら止める肩こりの治し方を知るためにも、本章では、老いのことを中心に紹介していこうと思います。

止められない老化

人は、誰でも老います。

これは、遺伝子を次代へつなぐことを使命として生きるすべての動物にとって、避けられない事実です。

そこで、まずは、生物としての老いを説明しましょう。

体は「細胞」でできています。細胞は、分裂をくり返すことで生まれ変わっていくのですが、**細胞も加齢とともに、だんだんと働きが悪くなっていきます。**

細胞の働きが悪くなれば、細胞でつくられている内臓や筋肉は当然、衰えますし、細胞がつくり出す骨や髪、血液なども生産されづらくなります。この流れのなかで、さまざまな変化を感じます。

たとえば、疲れやすい、徹夜ができない、すぐ酔いやすくなった、腰が曲がってきた……。こうした体の変化、体調の変化が、老いです。

そして、**細胞の分裂回数には限界があるので、これに達した細胞が少しずつ死を迎え、最後に、個体の死が訪れます。**

もしかしたら、将来、この流れすら止めるほどに科学が発達するかもしれませんが、今現在、細胞の老化を止めることはできません。

つまり、**細胞の老化は「止められない老化」**なのです。

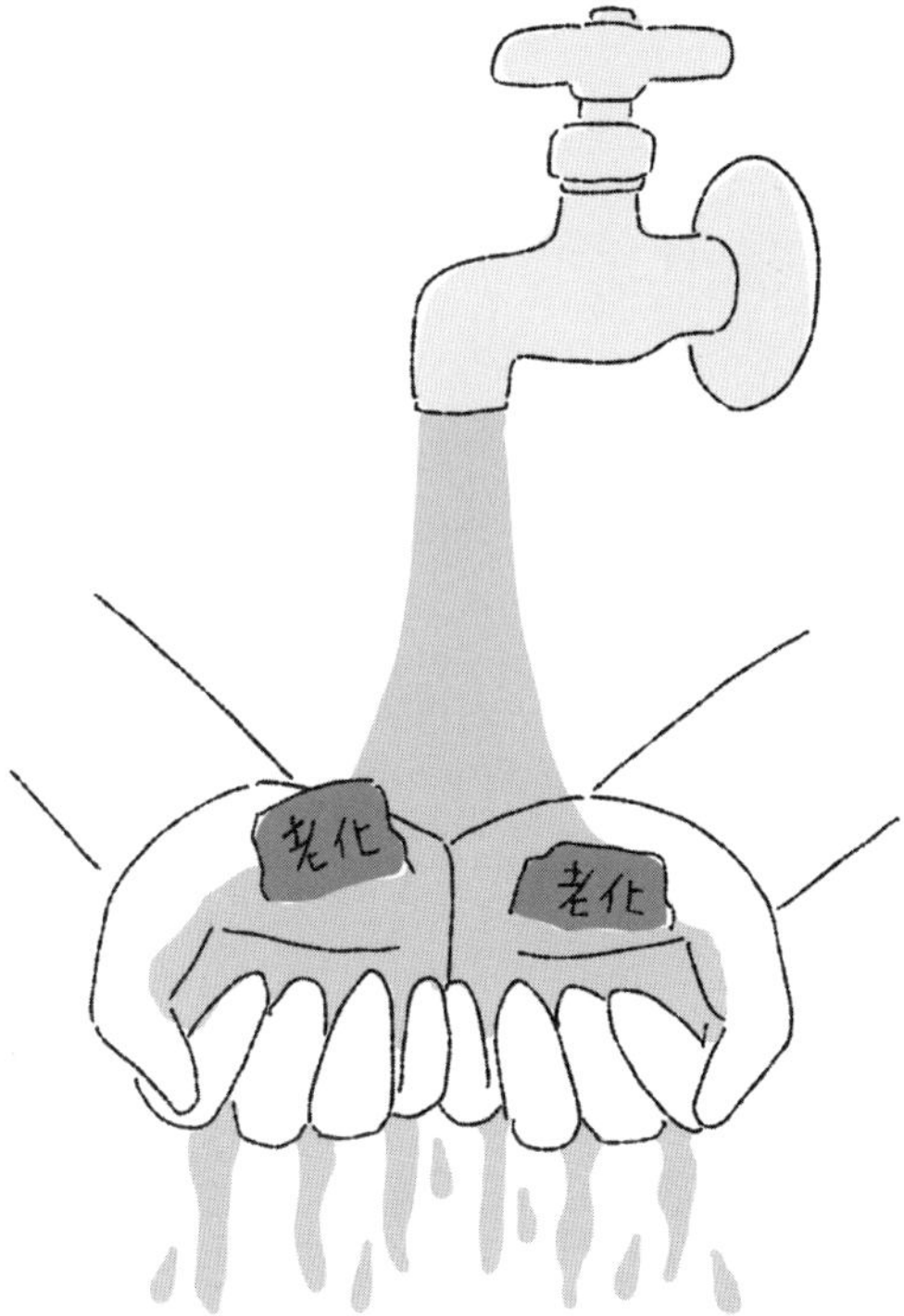

この老化は、誰にでも平等に訪れます。しかし、老化の進み具合まで平等かというと、そんなことはありません。
80歳でもキビキビと歩く人もいれば、ベッドから出られない寝たきり状態になっている人もいますよね。この差は、いったいどこから生まれているのでしょう。

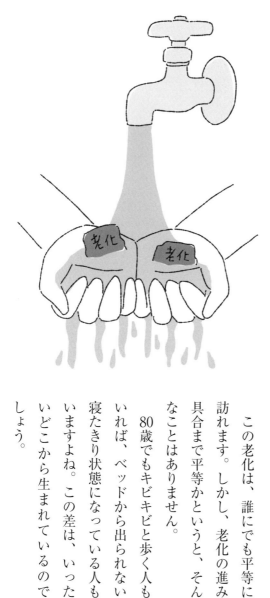

生まれもった体の強さもあるでしょう。病気やケガの有無などもあるでしょう。しかし、**老いの個体差でもっとも大きな要素は、これまでの人生で積み重ねてきた生活習慣**です。

生活習慣と一口にいっても、食事に睡眠、労働にストレスなど、さまざまな要素が絡んできますが、本書では、日常の姿勢の悪さから老いが加速していくことについて記していきたいと思います。

そのために、まずイメージしてもらいたいのが、みなさんの〝未来像〟。

自分の体がどのように老いていくのか。その様子を、ここで体感していただきたいと思います。

未来予想図を描く

まず、まっすぐ立ってください。

そして、スッと力を抜いてあなたの思う〝悪い姿勢〟になってください。

あなたはペンギン？ orゴリラ？

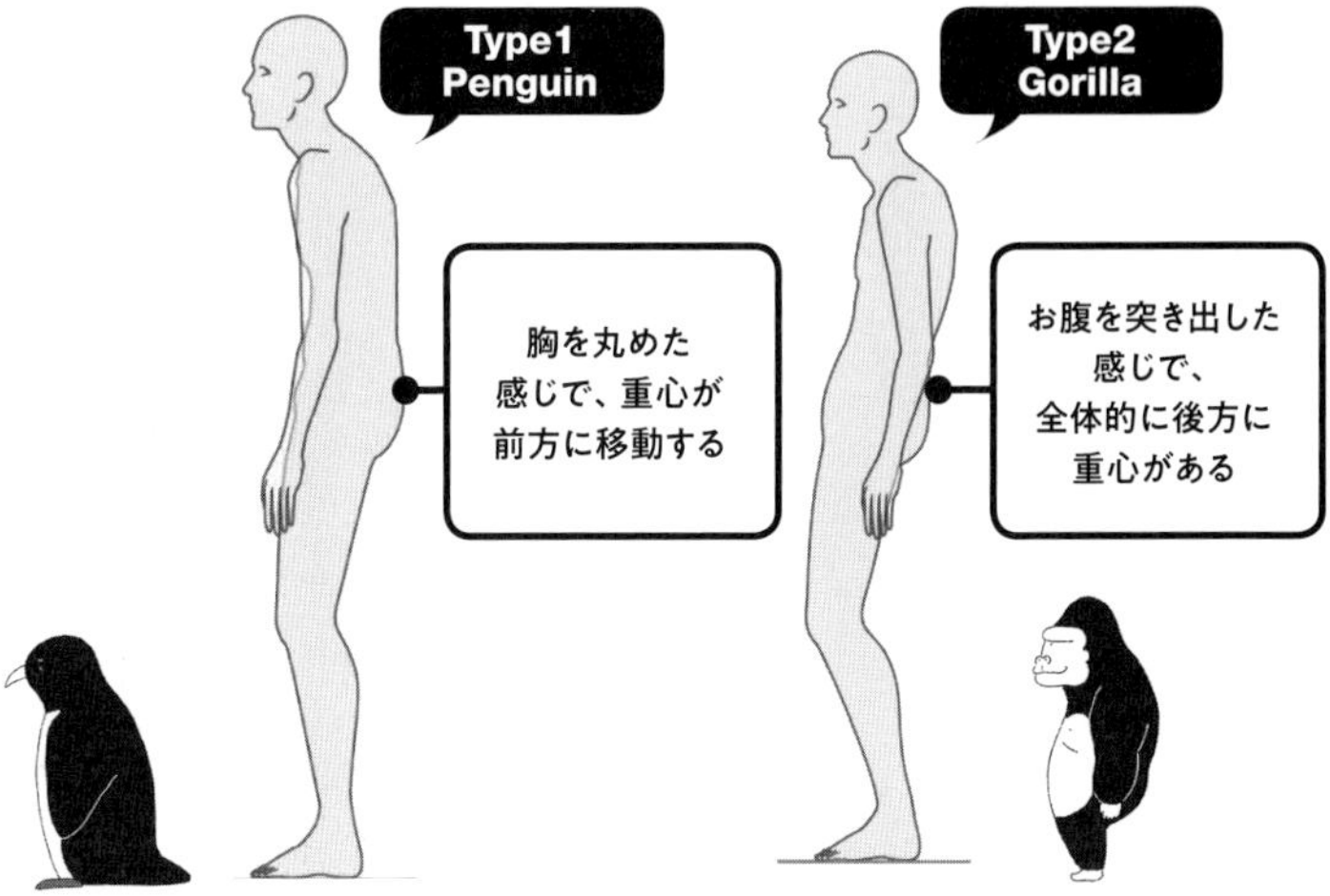

Type1
Penguin
胸を丸めた
感じで、重心が
前方に移動する
Type2
Gorilla
お腹を突き出した
感じで、
全体的に後方に
重心がある

すると、おそらく上のイラストのどちらかの姿勢になっていると思います。

この2つの姿勢の違いは、単純に、体の使い方のクセによるものです。どちらが悪いということではありません。

2つの姿勢をイメージしやすいように、動物でたとえてみました。

まず、**ペンギンタイプの人は、胸の上の部分（胸椎）が曲がり、頭が前に突き出ています**。これは、女性に多く見られる姿勢です。一方、**ゴ**

リラタイプの人は、ひざが曲がり、背中はうしろに倒れて頭が前に出ています。これは、男性に多く見られる姿勢です。

人間は、年を重ねるとだんだん筋力が低下してきますが、この、みなさんが思う悪い姿勢こそが、重力に対して力を使えなくなった姿勢、つまり老化した未来像なのです。もしかしたら、肩甲骨が開いている人は、すでにこの姿勢に近づいているかもしれません。

しかも、姿勢の悪化は、ここで終わりではありません。

最終的には腰が大きく曲がり、杖《つえ》なしでは立てない。という姿勢に至ります。

肩こりになり、肩甲骨の可動域が狭くなる。それが姿勢に現れている人は、**肩甲骨を引き寄せる筋肉やお腹を支える筋肉など、姿勢を維持するために使われる筋肉、すなわち「姿勢保持筋」がすでに衰えています。**

そのため、背中を丸めるなど姿勢を変化させたり、背もたれに体を預けたりすることで、衰えた筋肉をカバーしているのです。

姿勢をキープさせるには、筋肉がしっかり働いていることが絶対条件です。逆に、筋肉が衰えれば、関節や背骨にある椎間板を守ることができず、ここに大きな負担をかけながら生活することになってしまいます。

腰が曲がっていくのは、年をとったら当たり前、と思う人も多いかもしれません。人間の体の耐久年数は、50年ほどと言われています。もちろん個人差があるので、一概には言えませんが、だいたいこの年代を境に、関節や椎間板に衰えが見え始め、ゆっくりと腰が曲がるなどの変化が現れます。

しかし、筋肉が衰えていると、関節や椎間板を守れなくなるため、摩耗も激しくなり、この変化は、必要以上に早く訪れることになってしまいます。

前のページで行った〝スッと力を抜いた悪い姿勢〟は、みなさんにとってラクな姿勢でもあります。そのため、気を抜いていると、すでにこの悪い姿勢をとっているかもしれません。そこで、この悪い姿勢を時折鏡に映して、肩こりを治すモチベーションにしていただけると幸いです。

止められる老化

そして、**姿勢が悪化するごとに、老いは急加速していきます。**

まず、姿勢が悪くなると、運動パフォーマンスが落ちます。

たとえば、今は何気なく行っている〝歩く〟という行為。これは、**体軸が安定し、股関節が柔軟に動くならば、全身の筋肉を使っての動作になります。**これは、子どもの歩く姿をうしろから見るとわかりやすいと思います。子どもの動きというのは、じつに活発に肩甲骨が動いています。

しかし、肩こりで肩甲骨が開いてしまうと、背中が丸まり、体軸が安定しません。さらに、背中が丸まると、背骨を通じて骨盤の傾きも変わり、股関節の可動性も落ちます。こうなると、歩幅が短くなり、歩く速度も落ちてしまうのです。

そのため、目的地までの時間がいつもより長くかかるようになります。

また、このような状態になっているにも関わらず、今までと同じ歩幅、同じ速度で歩こうとすると、今までより多くのエネルギーを使わなければなりません。つまり、疲れやすい歩行になってしまうのです。

「最近、疲れやすくなった」

これを「老い」と感じる人も多いことでしょう。しかし、**細胞が衰えずとも、姿勢が悪化しただけで、疲れやすい体はつくられてしまう**のです。

老いはさらに加速します。

疲れやすい体になってしまうと、必然的に運動量も減ります。体は生活に合わせて働くので、**運動量が減れば、消費エネルギーも減り、臓器の働きも小さくなります。**

心肺機能を例にあげると、細胞は呼吸で取り入れる酸素を栄養にしていますが、運動をしなければ、多くの酸素を必要としないので、呼吸が浅くなります。すると、肺の伸縮も小さくなります。酸素は血管を通じて送られますが、運動をしなければ、血流を上げる必要もなく、心臓の働きも小さくなるということです。

内臓だけでなく、筋肉にも同じことがいえます。

骨折を経験したことのある人ならわかると思いますが、長い間ギプスで固定していると、筋肉は驚くほどに小さくなっていきます。ここからもわかるとおり、**筋肉は使わなければ退化していく**のです。そして、筋肉が落ちれば、関節への負担が増え、摩耗していき、**さらに姿勢は崩れて腰やひざが曲がっていきます。**

疲れやすい体、内臓の機能低下、筋肉の退化、腰やひざが曲がった姿勢。

細胞の老化でも同じことが起こるため、老いはしかたのないものと思ってしまう人も多いことでしょう。しかし、これまで紹介したとおり、姿勢が悪化したことでもまったく同じことが起きるのです。

むしろ、今の生き方を考えると、細胞の老化より、姿勢から来る老化を強く実感している人のほうが多いと思います。

恐ろしいのは、この姿勢の悪化による老いに、細胞の衰えも加わってしまうこと。**姿勢の悪化と細胞の老化。この相乗効果によって、老いは速度をどんどん上げ、本来**

なら遠い未来にやってくるはずの未来予想図を、近くに手繰り寄せてしまうのです。

こうして、老いが加速し、体が弱っていくと、ひざや腰はどんどん曲がっていきます。そして、最後は負担に耐えられなくなり、壊れてしまいます。ひざが壊れてしまったら、もう歩くことはできません。

歩くことができない……。つまり、寝たきりです。

ここまでの流れを読むと、「肩こりから寝たきりになる」と思われるかもしれませんが、これは順番が違います。初めに動かない生活があり、これが肩甲骨の開きを生み、姿勢の悪化が起こる。そして、姿勢の悪化から老いの加速が始まり、この流れのなかで肩こりが生まれるのです。

つまり、**肩こりの正体は、老い**だったのです。

ただし、第1章でも紹介しているとおり、肩こりは、自らが感じる症状の重さはさておき、身体的には、医者の手を必要としないほどの軽症です。

つまり、細胞の老化が「止められない老化」ならば、この**姿勢の悪化による老化は「止められる老化」であり「止めなければならない老化」**なのです。

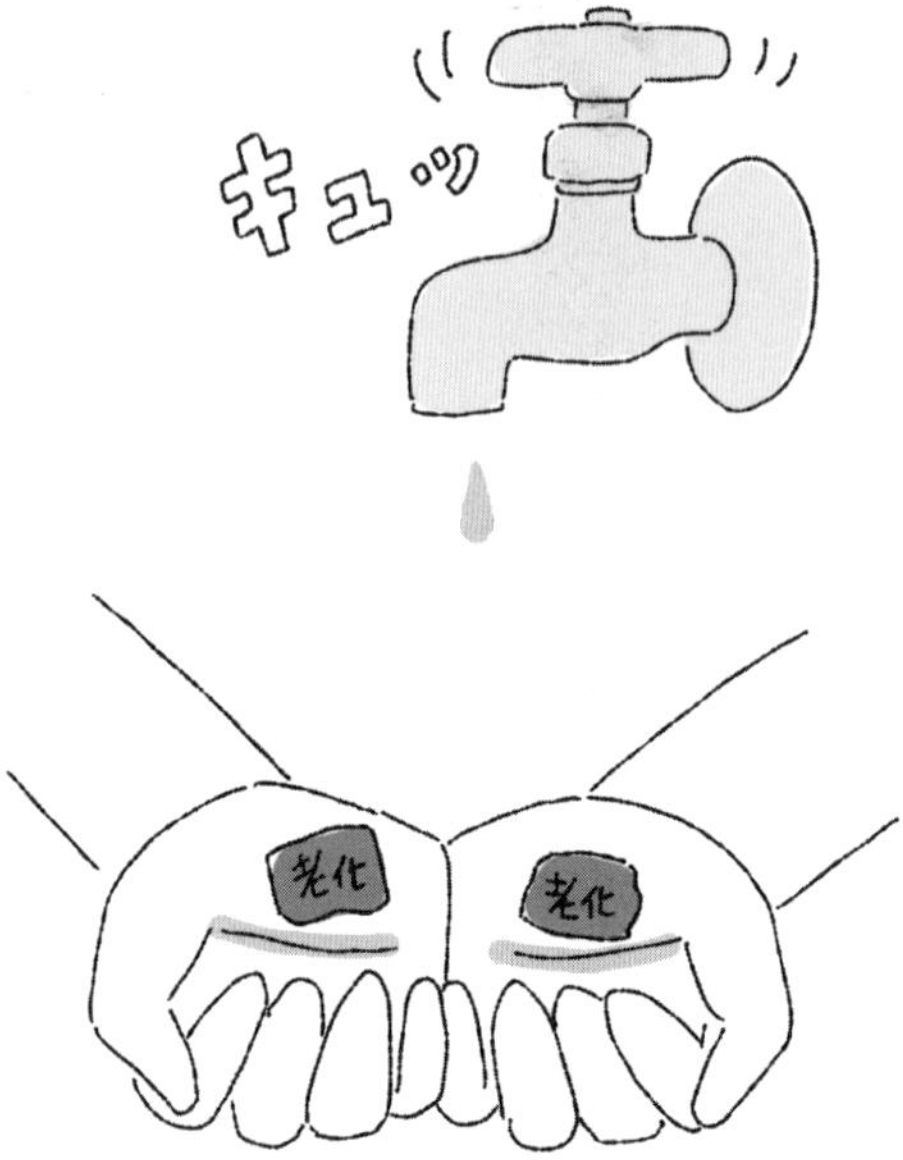

というわけで、体操だけでなく、生活改善にも取り組んでいただきたいと思うわけですが、その前に、知っておいてほしいことがあります。

じつは、「動かない負担」から肩こりになっている人は、肩だけが悪いわけではありません。もう1か所、確実に弱っている部分があります。

それが、「腰」です。

肩こりか、腰痛か、肩こりと腰痛か

ご存じの方も多いと思いますが、人間の屋台骨である背骨のしくみをかんたんに説明しておきましょう。

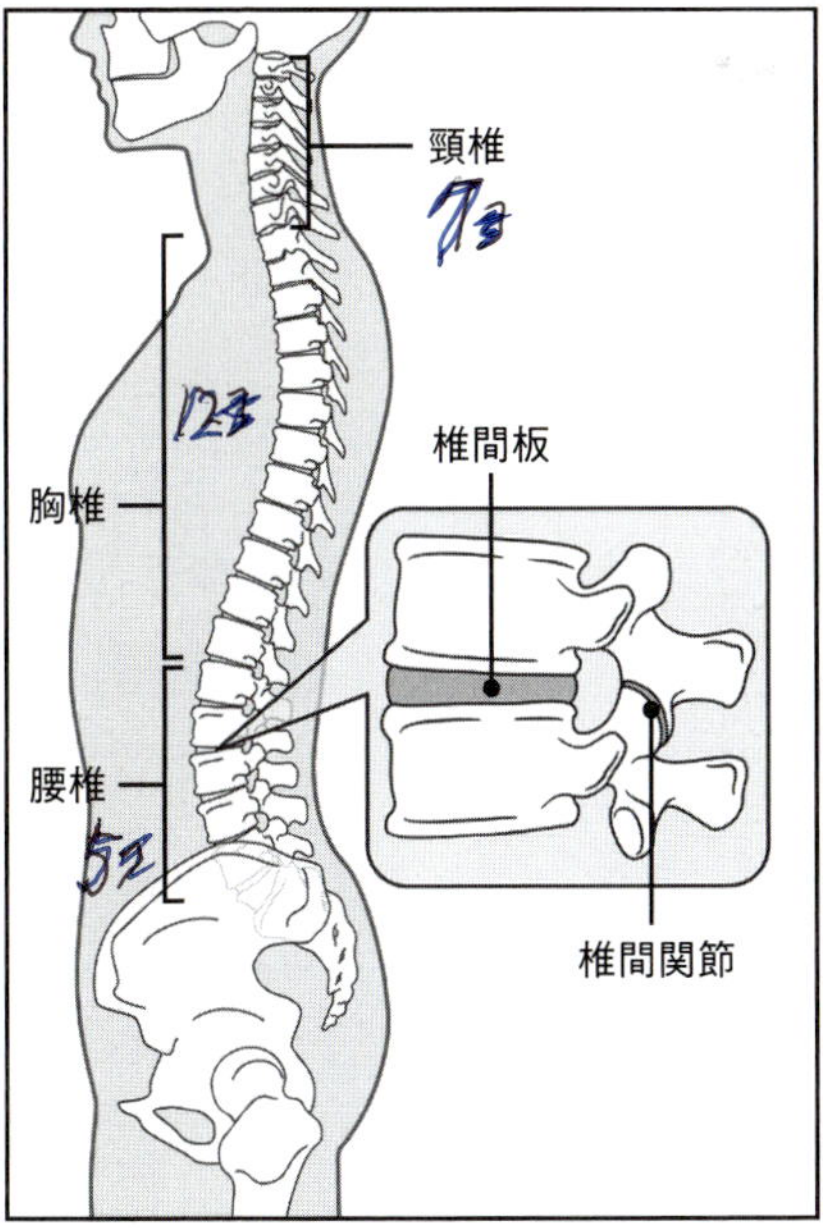

背骨は、**24個の椎骨《ついこつ》**が連なって構成されており、上から7個が**頸《けい》椎《つい》**、その下12個が**胸椎**、残りの5個が**腰椎**と呼ばれます。

椎骨と椎骨の間は、後方の**椎間関節**でつながれ、前方には**椎間板**と呼ばれるクッションが存在します。

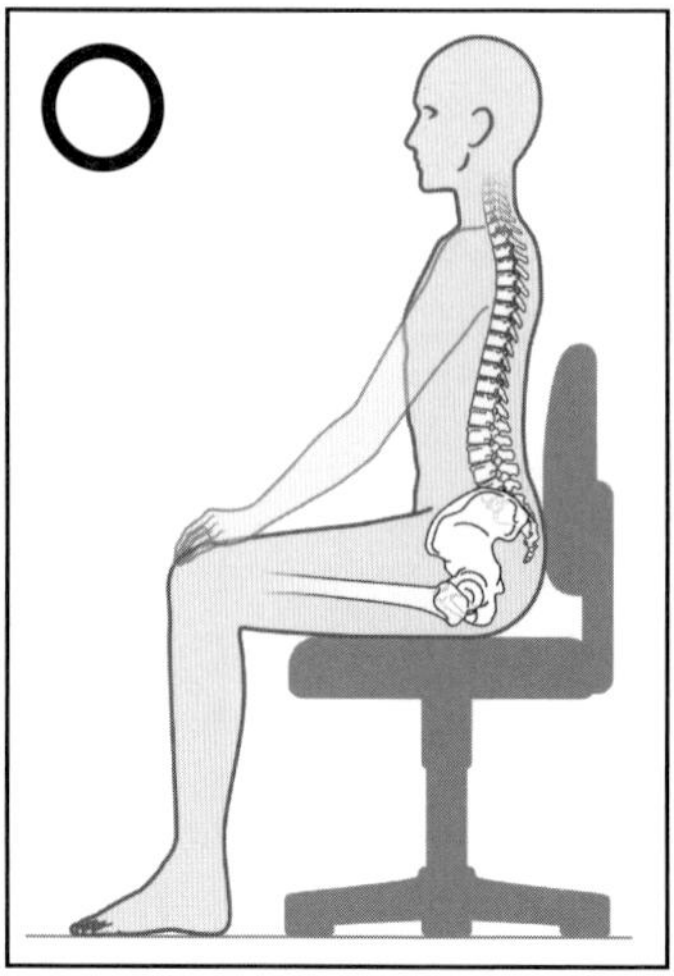

骨盤がしっかり立っている

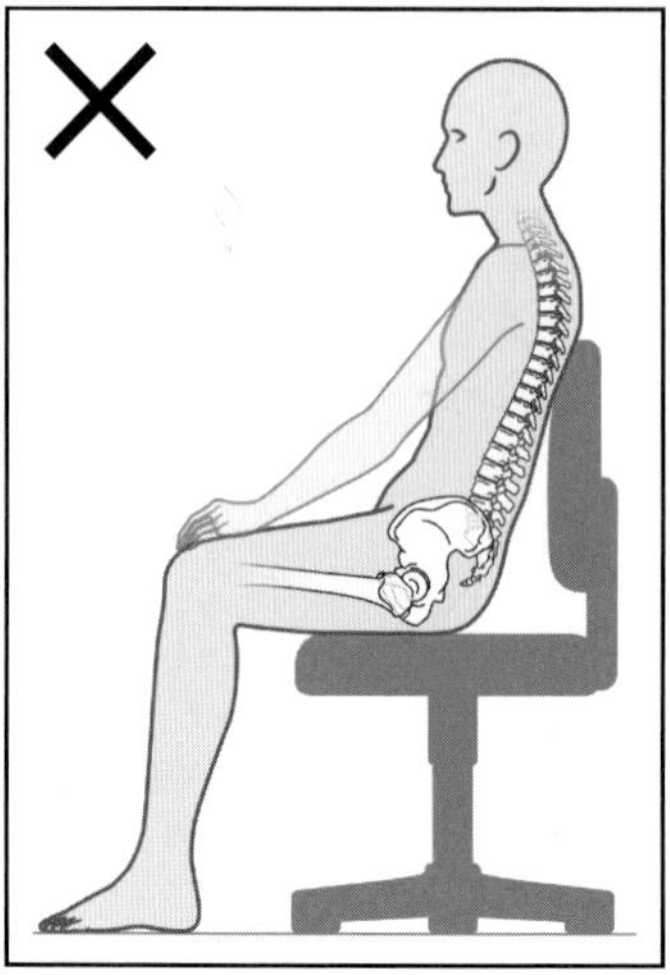

骨盤が寝てしまっている

30ページで紹介した、肩こり、腰痛の原因となる「動かない負担」のイラストを今一度見てください。

これらの姿勢をとっているとき、一様に、骨盤が寝たようにうしろに傾いています。そして、骨盤が後傾すると、腰椎も連動して丸まります。

くらべてみると、骨盤の傾き、腰椎のかたちの違いがわかりやすいと思います。腰椎の反りがなくなるということは、椎間板を押すように負担をかけることになり、ここから背骨の老化が始まるのです。

肩こりと同様、**腰痛も生活習慣病と言え、肩こりに悩んでいる人の多くは、じつは、腰椎にも「動かない負担」をかけながら生活をしています。**

ここに姿勢の問題も加わります。

背骨が描くS字の曲線は、筋肉と協力しながら、椎骨それぞれが柔軟に動くことで重力を受け流し、重心の傾きを整える役割を担っています。

肩こりになると、肩甲骨が開き、胸椎の動きも鈍くなるなど、体の上部が動かしづらい状態に陥ってしまいます。すると、バランスを整えたり、重力を受け流したりする役割を果たせなくなり、この負担を腰椎やその周辺の体幹筋が、文字どおり、肩代わりすることになります。そして、腰に大きな負担をかけてしまい、ただでさえ「動かない負担」で弱くなっている椎間板や椎間関節にさらなる負担をかけて、腰が曲がりやすくなってしまうのです。

この段階で、ようやく腰痛を感じるという人もたくさんいます。

また、これとは逆に、座り仕事など、腰椎に負担をかけることが多い人は、肩こりと同様、骨盤や腰椎周辺の筋肉にコリが生じ、骨盤がつねに後傾した状態になってしまいます。これによる姿勢の変化から、肩甲骨が開いてしまい、肩こりになる人も、同様にたくさんいます。

姿勢の変化をイメージするのは、難しいかもしれません。しかし、大事なことは、**肩と腰のダメージは相互関係にあり、どちらか一方だけが悪くなるのではなく、必ず、両方とも悪くなってしまう**、ということです。

「長年、肩こりに悩まされているけど腰痛はない」

このような人もいるかもしれません。しかし、これは痛みが出ていないだけです。痛みというのは個人差が大きいため、体内で起こっている変化と症状は、必ずしも合致するとは限りません。

症状はなくとも、肩こりの人は、腰椎の損傷も確実に進んでいます。もしかしたら、近い将来、腰痛も発症するかもしれません。

そこで、腰痛のしくみについて、かんたんではありますが、ここで紹介させていただきます。

見える腰痛と見えない腰痛

肩こりと双璧を成す人類の悩み、腰痛。

大きくわけて腰痛には、「見える腰痛」と「見えない腰痛」があります。

見える腰痛とは、その名のとおり、レントゲンやMRIを撮ることで原因が見える腰痛です。「脊柱管狭窄症《せきちゅうかんきょうさくしょう》」、「椎間板ヘルニア」、「腰椎圧迫骨折」など、原因が見えるため、しっかりとした病名がつけられます。

対して、見えない腰痛とは、レントゲンやMRIでも原因が特定できない腰痛のことを指します。原因が見えないのですから、これでは、医者も対処のしようがありません。

腰痛で来院される方は、見えない腰痛が80％以上、見える腰痛は20％以下の割合です。つまり、肩こりと同様、腰痛で病院に行っても痛みの原因に対処しない限りは本当の意味で〝治る〟ことはなく、ほとんどの人が「痛み止めや湿布をもらって終わり」なのです。

肩こりと同様、腰痛も医者では治りませんが、どうして腰痛になるのか。ということは、ほぼ判明しています。

見えない腰痛で痛みを出すのは、おもに椎間板、椎間関節、仙腸関節、筋肉の4か所です。

椎間板は、椎骨《ついこつ》と椎骨の間にあり、クッションのような役割を担っています。椎間板は、年齢や悪姿勢などによって過度な負担を与えることで、つぶれて、傷んでいきます。体は、これを治そうと、血管と神経を椎間板内に送り込むのですが、神経が椎間板に入り込んでしまうと、前かがみなど椎間板に圧力をかけるような姿勢をとることで、痛みの信号を脳に送ってしまいます。

椎間関節は、椎間板がすり減って椎間関節の負担が増える、背中を反らせ過ぎて負担を与えるといったことにより、関節内で炎症を起こしたり、関節どうしがすれ合ったり、軟骨が削れたりして、痛みにつながります。

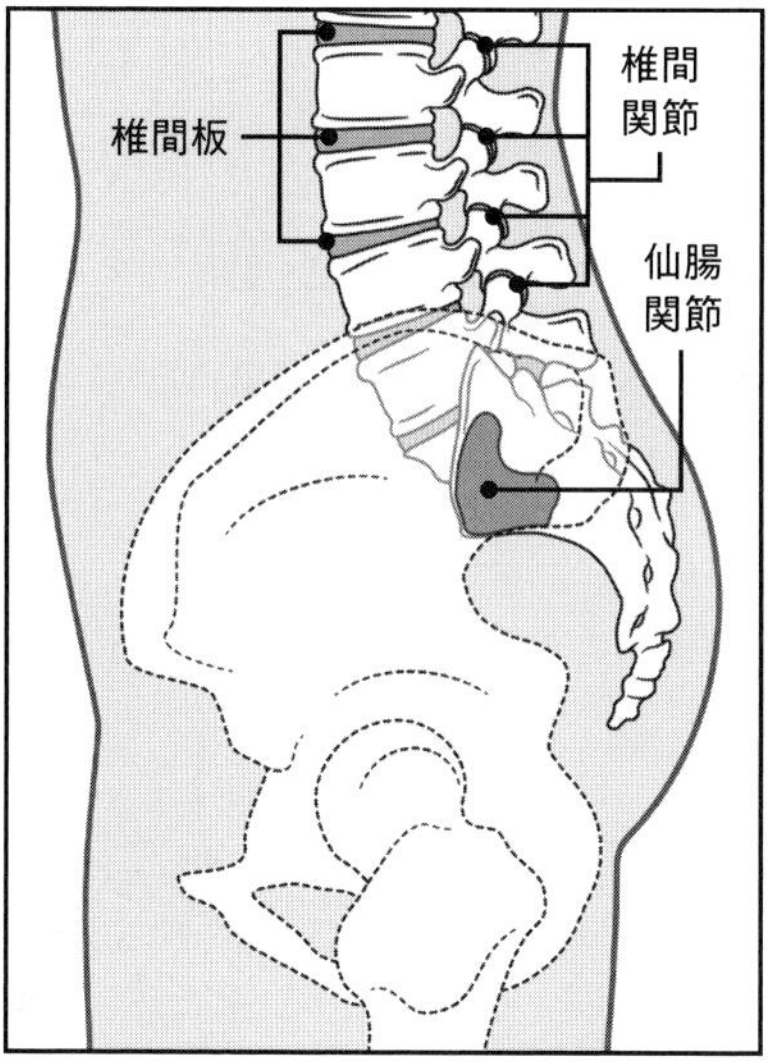

仙腸関節は、骨盤にある関節。骨盤に負担がかかりすぎると痛みを起こします。いわゆる、〝骨盤がずれている〟状態です。

また、腰の筋肉にも負担が加わることで、肩こりと同様、コリやハリが生じて、痛みが出ます。

かんたんではありますが、これが腰痛のしくみです。

ここで思い出してほしいのが、ペンギンタイプとゴリラタイプの図（P97）。ペンギンタイプなら背中を丸めるため椎間板の負担が増えて、椎間板から腰痛になりやすく、ゴリラタイプなら背中を反らせるため椎間関節の負担が増えて、ここから腰痛になります。

また、どちらのタイプでも、「動かない負担」がかかれば、腰まわりの筋肉にもコリやハリが生まれます。

肩こりを治せば、老いも止められる

たとえば、長年農業をしているお年寄りの方のなかには、大きく腰が曲がっている人もいらっしゃいます。

姿勢は、その人の生活に合わせて変わっていくものです。

農業は、土を耕したり、苗を植えたりと、腰を曲げて行う作業が多いため、体がこのように変わっていくのですが、腰が曲がっていても、元気なお年寄りはたくさんいらっしゃいますよね。

腰が曲がっているのは、たしかに悪姿勢です。でも、元気ならばそれでもいいのです。姿勢が悪かろうが、いっさい問題ありません。**大切なのは、当人が健康に過ごしていけるかどうか**です。

では、どうしてこのような方は、悪姿勢でも元気に過ごすことができるのか。その理由はかんたんで、**筋肉がしっかりと働いているから**です。

中腰を続けることによって腰が曲がってしまったとはいえ、体をしっかり動かしながらの姿勢変化なので、年を重ねても筋肉はまだまだ元気なのです。腰が曲がった姿勢は、腰、肩、ひざに大きな負担をかけますが、働きながら鍛えた筋肉がクッションとなり、この負担を軽減しています。

しかし、「動かない負担」から肩こりや腰痛になり、悪姿勢になった人はどうでしょう？

体は消耗品です。

それも、無機物でつくられた機械と違い、**細胞と細胞が生み出す有機物でつくられた体は、使っていないと衰えてしまうという性質をもつ消耗品**です。

そのため、今後も「動かない負担」を強いる姿勢を続けていると、筋肉が固くなり、関節の動く範囲も狭くなります。日常動作の負担は骨へのダメージに直結し、腰やひざが曲がるまでの時間を短縮していきます。

日本は、世界に誇る長寿国。平均寿命は、80歳を超えています。しかし、健康寿命はどうでしょう？

病院に通いながら、大量の薬を飲み、ときには大きな手術を経験しながら生きる。

それが、悪いこととは言いません。しかし、これらは、金銭的にも肉体的にも精神的にもツラい思いをしながらの長寿です。

年を重ねてからツライ思いをするのなら、10年後、20年後を見据えて、今から健康づくりに着手してもよいのではないでしょうか。

先ほども書きましたが、姿勢の悪化は「止められる老化」です。

巻頭と第2章で紹介した、肩こり体操を思い返してください。

肩こりを治すための体操ではありますが、このなかには、**肩甲骨の働きを取り戻す、胸椎の動きをなめらかにする、そして、背骨や肩甲骨を支える姿勢保持筋を鍛えてしっかり骨を支え、正しい姿勢でも違和感なく過ごせるようになる体操**が含まれています。

これに加えて、姿勢を悪化させる根本原因である「動かない負担」を生活改善で軽減していけば、姿勢の悪化から起こる「止められる老化」は止まります。

いえ、止まるどころか、これまで使えていなかった筋肉が動き出すことにより、疲労感が少なく元気に動く体、すなわち〝今より若い体〟をつくることもできます。

また、体が元気に動き、代謝が活発になれば、細胞を老化させる物質が体内に留まりづらくなるので、細胞の老化を遅らせることもできるのです。

止められる老化を止め、体が若返る。
止められない老化、すなわち細胞の老化の速度を落とす。

体にこの2つの変化が訪れれば、本書のタイトルとなっている『肩こりを治せば、老いも止められる』をみなさんの体で感じることができます。

というわけで、これからも元気にたのしく笑って生きるために、次の章で、生活改善にも取り組んでいきましょう。

ちょっと息抜きコラム③

※読みとばしていただいても、構いません。

医者と腰痛と鎮痛剤

鎮痛剤。読んで字のごとく、痛みを鎮める薬です。

もしかしたら、この本を読んでいる方のなかにも、お世話になっている人がいるかもしれません。

実際に、腰痛治療の現場でも、鎮痛剤はかなり処方されています。

たしかに、鎮痛剤は、効く人には効きます。それも、科学の進歩により、その効果は年々上がっていると言えるでしょう。

ただし、痛みがなくなればそれでよいのでしょうか？

患者さん目線で見れば「いいに決まっている」という答えが返ってきそうです

が、整形外科医の目線で見れば決してよいものではありません。

薬には副作用がある。だから、なるべく使わないほうがいい。という当たり前の理由もありますが、それ以上に大きな理由は、鎮痛剤のせいで、患者さんから運動の機会を奪ってしまうことにあります。

肩こりと同様、腰痛も、痛みや症状がどうあれ、ほとんどの人が、体内で起こっていることだけを考えれば、軽症です。骨に異常がなければ、運動で改善します。だから、鎮痛剤は処方するな。とは言いません。現に、私も処方しています。

ただ、一言、ほしいのです。

処方するときに「でも、運動はしてくださいね」と添えてもいいですし、通院されている患者さんに開口一番「歩いていますか?」と聞くのでもいいです。

とにかく、せっかく来た患者さんを運動に導く一言をかけてほしいのです。

患者さんの立場からすると、自分の生活習慣にまで口をはさむうるさい医者。そう思われるかもしれません。でもじつは、このような医者こそよい医者です。

ちなみに、鎮痛剤にもいくつかの種類がありますが、オピオイド系という鎮痛剤にはご注意を。これは、かんたんに言ってしまえば、麻薬です。強力な鎮痛効果はありますが、副作用も多くあります。

腰痛でもたまに処方されることがありますが、骨に異常がない腰痛、本書でいう「見えない腰痛」ならば、オピオイド系の鎮痛剤は必要ありません。

ただ、アメリカでは販売制限する動きが強まっているので、製薬会社が新たなマーケットとして日本を選び、今後、オピオイド系鎮痛剤が多数承認されたり、薬の適用範囲が広がる可能性があります。

これは整形外科に限ったことではありませんが、薬をもらったら医者や薬剤師の説明を聞くだけでなく、自分でもひと通り、どんな薬なのか調べてみることをおすすめします。

新連載 立て！デッサン人形くん

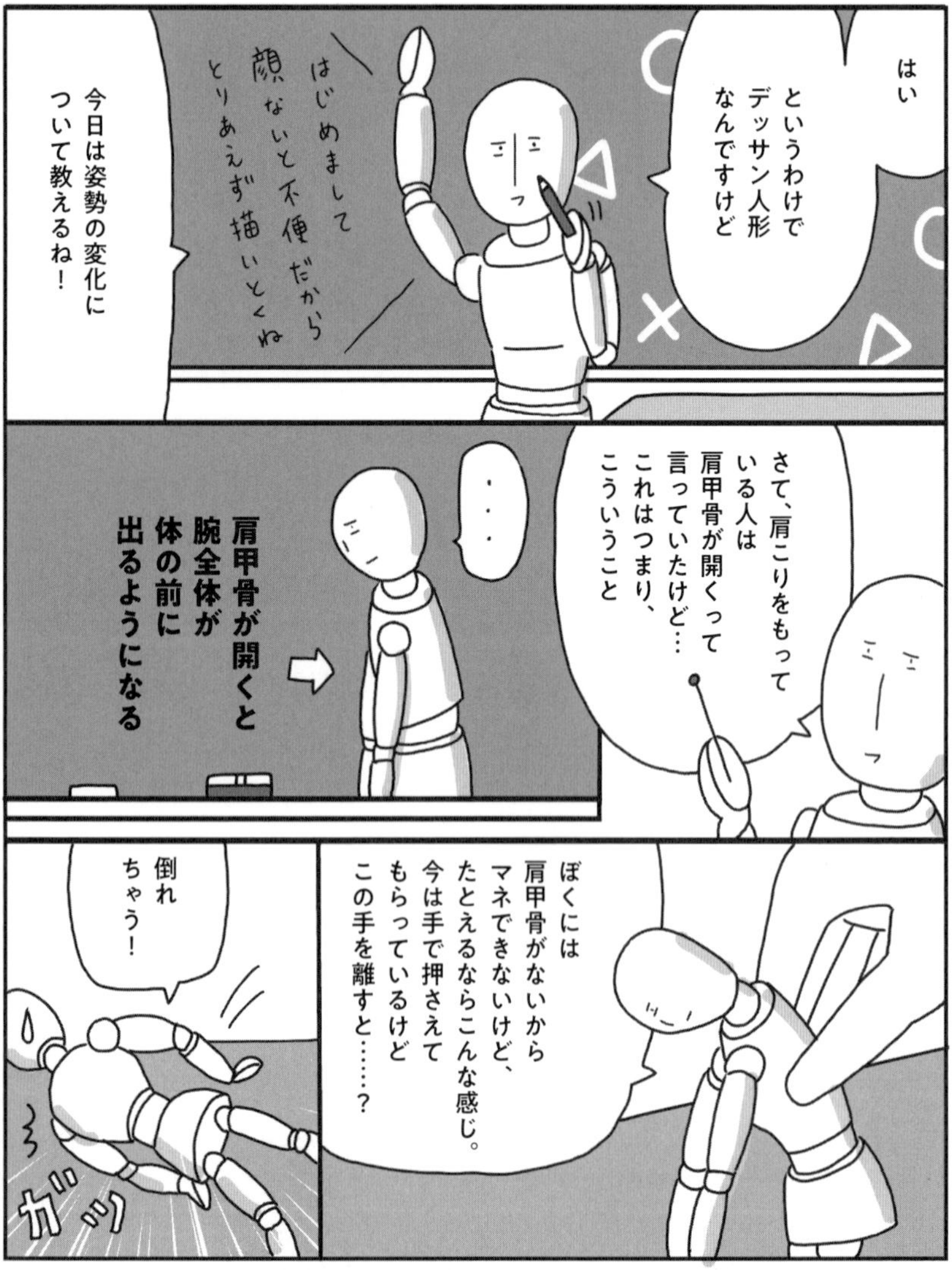
はい
というわけでデッサン人形なんですけど
はじめまして
顔ないと不便だから
とりあえず描いとくね
今日は姿勢の変化について教えるね！
さて、肩こりをもっている人は肩甲骨が開くって言っていたけど…これはつまり、こういうこと
・・・
肩甲骨が開くと腕全体が体の前に出るようになる
ぼくには肩甲骨がないからマネできないけど、たとえるならこんな感じ。今は手で押さえてもらっているけどこの手を離すと……？
倒れちゃう！
ガッ

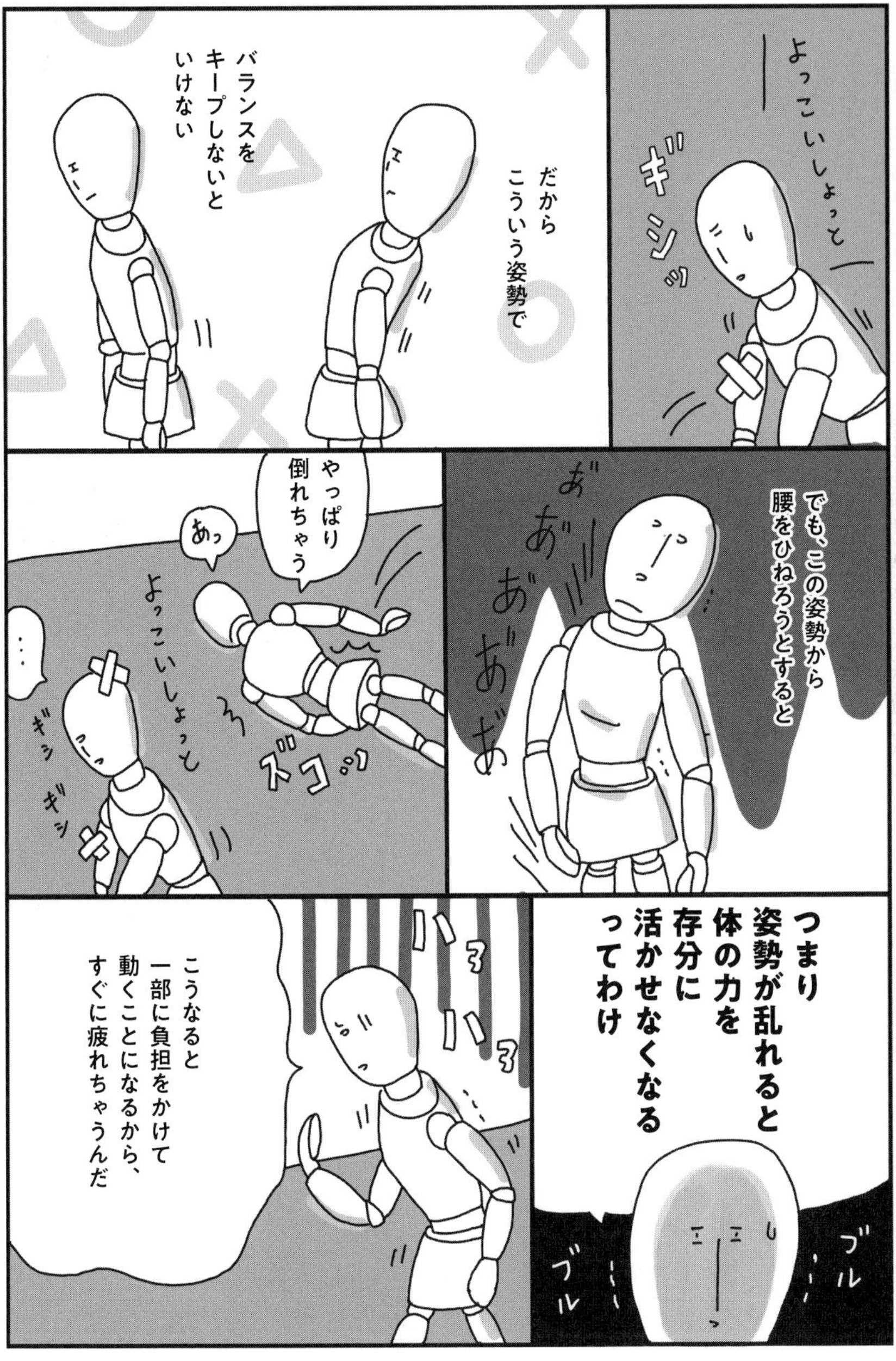
よっこいしょっと
ギシッ
だからこういう姿勢で
バランスをキープしないといけない
でも、この姿勢から腰をひねろうとすると
あ゛あ゛あ゛あ゛あ゛
やっぱり倒れちゃう
あっ
ズコッ
よっこいしょっと
ギシ
ギシ
…
つまり姿勢が乱れると体の力を存分に活かせなくなるってわけ
ブル
ブル
ハァ
ハァ
こうなると一部に負担をかけて動くことになるから、すぐに疲れちゃうんだ

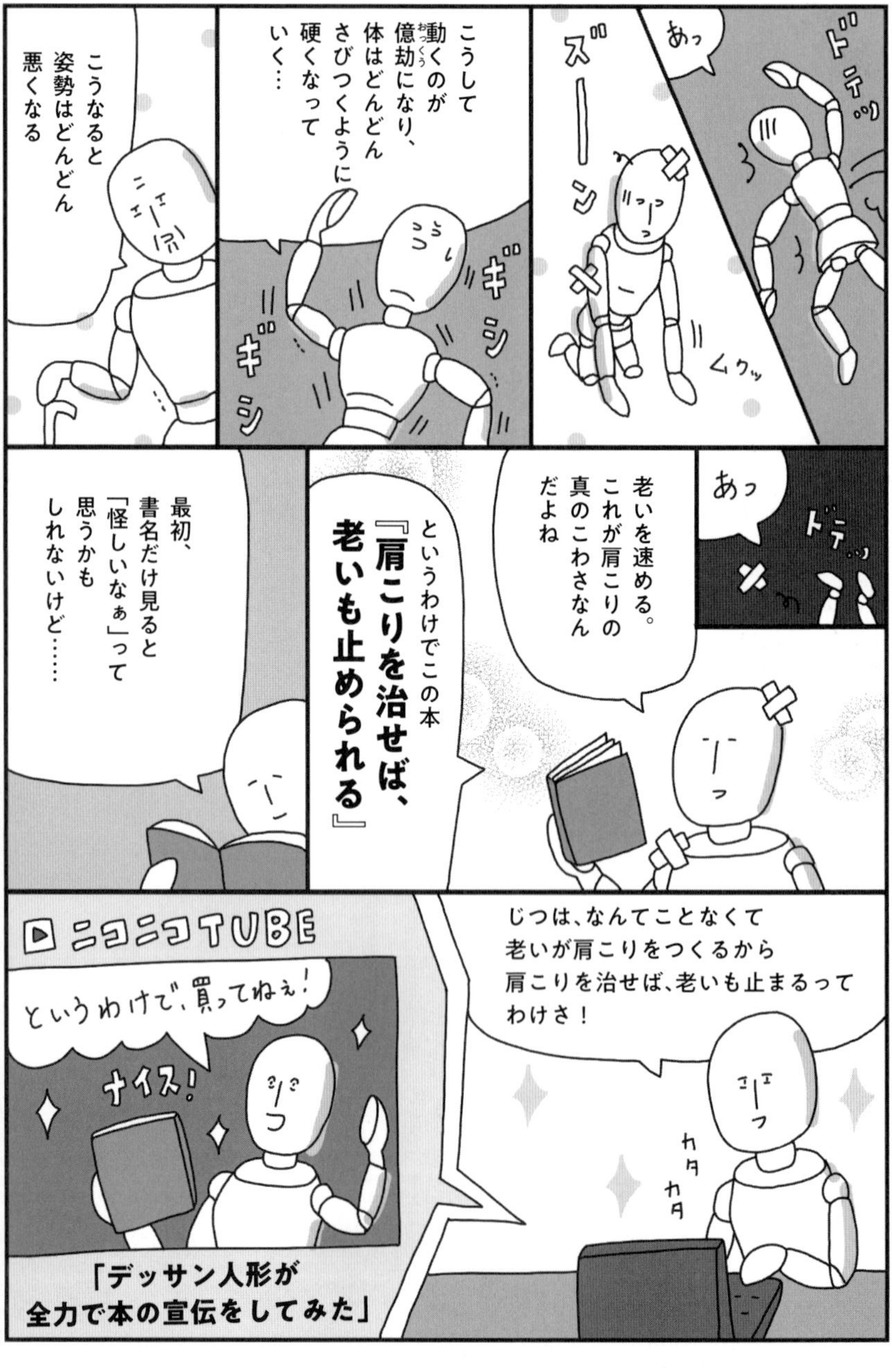
あっ
ドテッ
ズーン
ムクッ
こうして動くのが億劫《おっくう》になり、体はどんどんさびつくように硬くなっていく…
ギシ
ギシ
こうなると姿勢はどんどん悪くなる
あっ
ドテッ
老いを速める。これが肩こりの真のこわさなんだよね
というわけでこの本『肩こりを治せば、老いも止められる』
最初、書名だけ見ると「怪しいなぁ」って思うかもしれないけど……
じつは、なんてことなくて老いが肩こりをつくるから肩こりを治せば、老いも止まるってわけさ！
カタ
カタ
ニコニコTUBE
というわけで、買ってねぇ！
ナイス！
「デッサン人形が全力で本の宣伝をしてみた」

第4章

生活を変えれば、世界が変わる

〝ちょっと〟を集めて生活改善

もはや、生活習慣病とも言うべき肩こり、腰痛。そして、今や、老いすら生活習慣から生まれています。

そのため、体操だけ行っていても、日々の生活で悪化する姿勢を正さなければ、完全に治すことはできません。

というわけで、生活改善に着手していきましょう。

生活を改善するといっても、大げさな話ではありません。

これまでの生活のなかに、「小さな変化」を入れていくだけです。

座り姿勢を〝ちょっと〟変える。歩き方を〝ちょっと〟変える。日常のなかに、いくつかの〝ちょっと〟を入れていくことで、自身の負担は小さく、大きな改善効果をつくり出すことができるのです。

そこで、**あくまで気楽に、これから紹介する案に挑戦してみてください。**

ただ、今までの座り姿勢や歩き方は、無意識にラクな体勢を取っているため、最初のうちは違和感を覚えると思います。たとえば、背もたれを使わないと、腰まわりが安定せずにふわふわした感じになったり、背すじを伸ばすと、いろいろな筋肉が張ったような感覚があったり。

これは、**今まで使われていなかった筋肉のコリやハリ**です。

じつは、痛みや違和感が出ないだけで、コリやハリは筋肉のあるところ、どこにでも生まれるのです。

そこで、腰まわりが安定しないときは、ドローインをしてみる。背中に違和感があったら、体をひねってみる。など、その該当部分の筋肉を使うように動かしてみましょう。こうすることで、コリやハリも少し緩和され、ラクになると思います。

ということで、生活改善を始めていきましょう！

生活改善案

01

イスに座っても背もたれは使わない

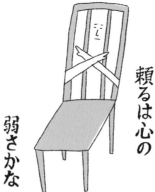

まずは、**座り姿勢に気をつけましょう**。

座り姿勢が悪いと、骨盤の後傾、肩甲骨の開きが必ず起こります。デスクワークが多い人は、とくに注意すべきです。

骨盤を立て、肩甲骨を軽く引いた状態で座っていただければベストですが、「骨盤後傾・肩甲骨開き」の姿勢が当たり前になっている状態からいきなり正しい姿勢で座ると、ふだん使っていない筋肉を使うため、違和感を覚えたり、お腹のあたりに疲労を感じることもあります。

ですから、**まずは、背もたれを使わない**。このことだけ気をつけて座るようにしてください。

できることなら、**背もたれを憎むくらいの気持ちをもってみましょう**。

「こいつのせいで、肩こりになったんだ!」

このように思えば、しぜんと背もたれに背を委ねることも少なくなるでしょう。

無機物を憎むというのは、難しいかもしれませんが、背もたれを憎んでも恨みの連鎖は起こらないので、ちょっと試してみてください。

生活改善案

02

歩くときは
やや大股で

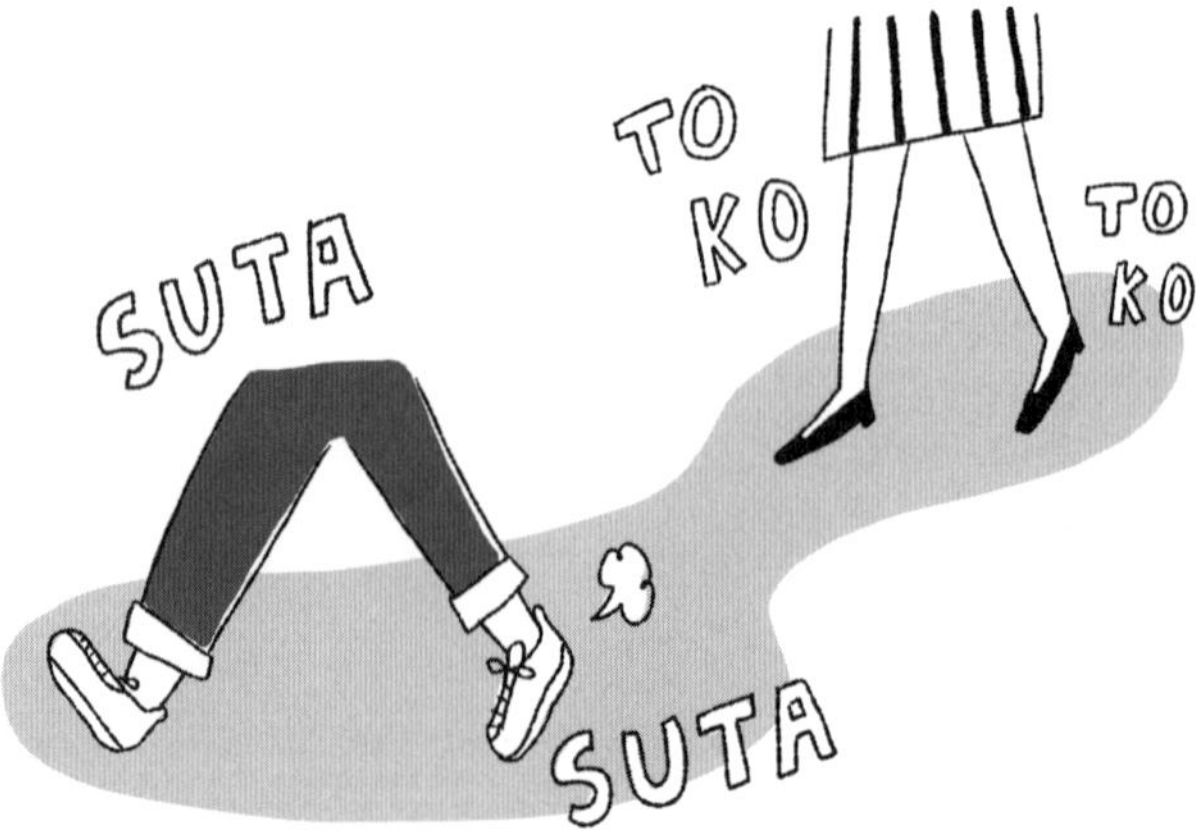

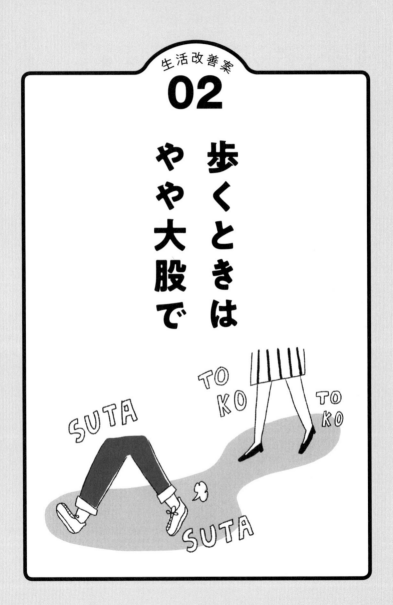

歩くときは、**少し歩幅を伸ばしましょう**。

大きく伸ばす必要はりません。あくまで〝ちょっと〟です。

歩行では、じつは筋肉はあまり使われていません。これは長距離移動を可能にするためで、ほとんどの人が、通常、もっともラクな方法で歩いています。

少し歩幅を大きくすると、足を出すときと、足を着いたときの衝撃を吸収する際の筋活動が高まります。そのときに活躍するのが、大殿筋《だいでんきん》（おしりの筋肉）です。ヒップアップにも効果があるかもしれません。

最初は「よけいに疲れる」と思うかもしれませんが、あとにくる効果は絶大なので、すみませんが、少し辛抱して続けてみてください。

また、**骨盤を立てることも重要**です。多くの人は骨盤を後傾させ、ひざ関節や股関節を少し曲げて歩いています。骨盤を少し立てるだけでも、衝撃の際のひざや股関節への負荷は減少します。見た目だけでなく、関節変形の予防にもつながります。

骨盤の傾きが修正されれば、股関節も正しく動かせるようになる。意識せずとも歩幅が伸びるため、疲れも減る。さらに、歩き方も美しくなり、よいことづくめです。

生活改善案

03

せめて下りは階段を

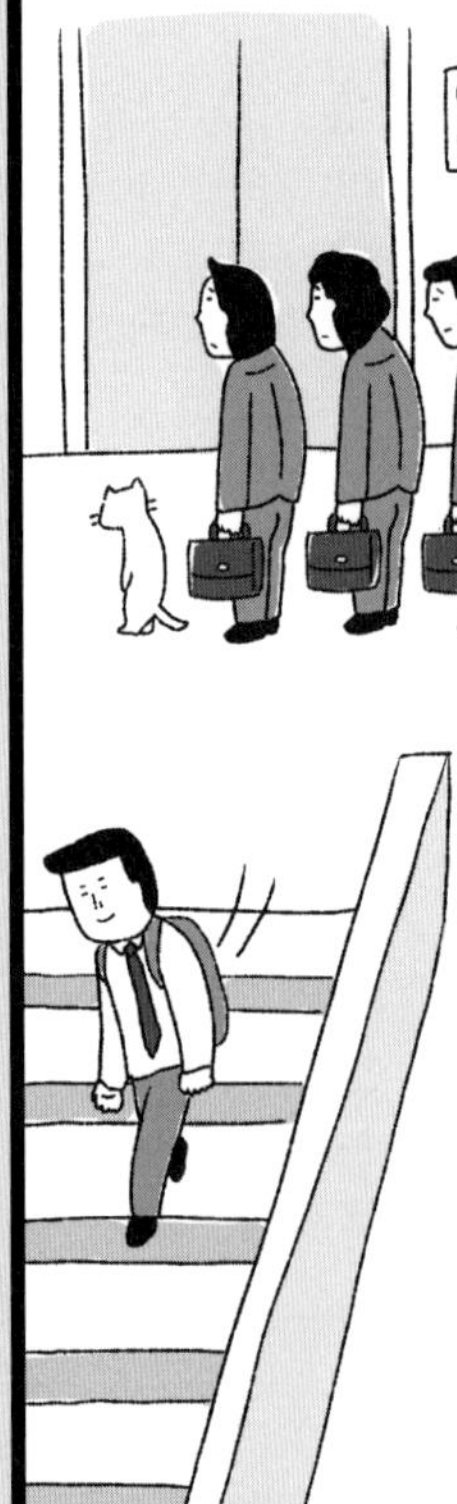

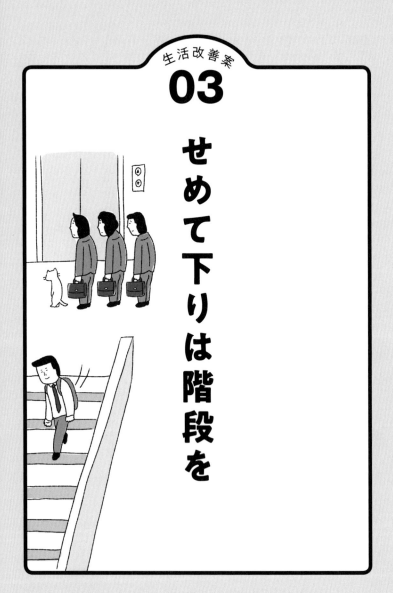

なるべく階段を使いましょう。

会社などでいわれている人もいるかもしれません。会社としては、エレベーターの電力が節約できて、社員の健康にもなる。まさに一石二鳥だ。ということですが、本書では、〝ちょっと〟の生活改善がテーマなので、上りは階段を使わなくてもＯＫです。**せめて、下りだけは階段を使う**ようにしてください。

階段を下りるときには、ブレーキをかけるように脚全体の筋肉が働きます。体のバランスを整えるために、体幹筋も活発に動かすので、乱れた姿勢で筋肉が弱くなっている人には、ちょうどいい運動になることでしょう。

また、衝撃を受けるため、足の骨が強くなる効果も得られます。

さらには、上り階段とくらべて、心臓への負担が少ないという利点もあります。上り階段とくらべて息が切れにくいのは、このためです。

階段、それは生活のなかに紛れた運動器具。

「階段を使わなければ」と思うと、億劫《おっくう》になるかもしれませんが、階段を運動器具だと思えば、試しにやってみようかな、なんて気持ちにもなるのではないでしょうか。

生活改善案

04

座るときは おじぎを しながら

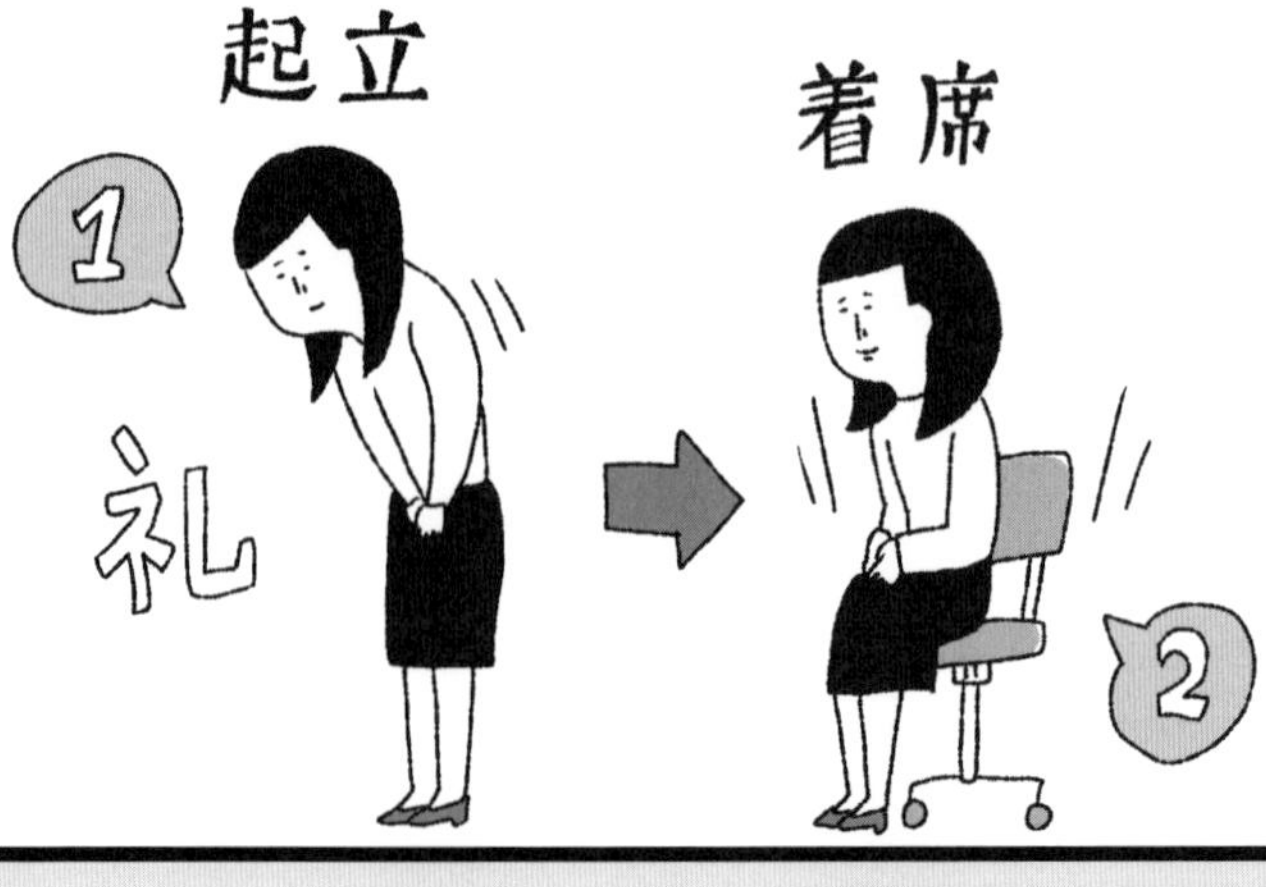

書類を取りに、立ったり座ったり。食事を取りに、立ったり座ったり。トイレに行くため、立ったり座ったり。日常のなかで意外と多いのが、この〝立つ〟〝座る〟という動作です。

せっかく毎日、数多くの立つ、座るをくり返しているのですから、ここにちょっとした運動も加えちゃいましょう。

やり方はかんたん。**おじぎをしながら座る**、それだけです。

でも、やってみるとわかりますが、**ふだん何気なく座るときと、使う筋肉が変わっています**。

使われる筋肉は、例によって、おしりと脚の裏側です。

ちなみに、座る速度を遅くするほど、トレーニング効果も高くなります。

ただ、このおじぎをしながら座るという行為は、しっかり意識づけしておかないと、忘れやすいのが欠点です。

まずは、言葉から頭のなかにインプットしておきましょう。

おじぎ→座る、おじぎ→座る、おじぎ→座る……。

生活改善案

05

ショルダーバッグから
リュックへ

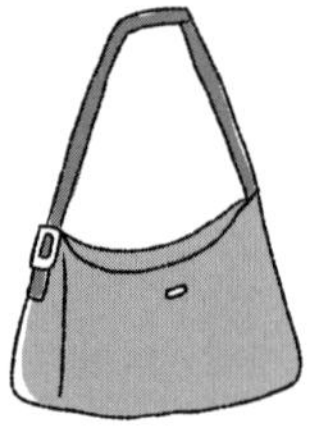
高価な
ショルダーバッグより

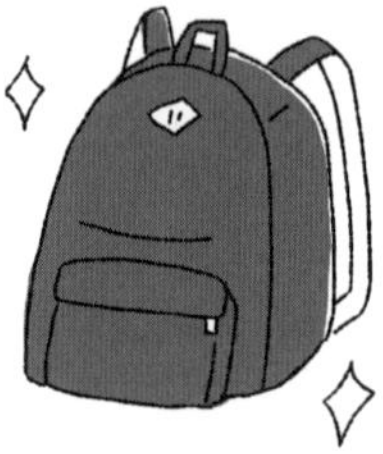
安くても
リュックの方が
すばらしい

ショルダーバッグをみなさんはどちらの肩にかけてますか？

このように質問されたとき、多くの人が「右」か「左」で答えることができると思います。しかし、この**かける側が決まっている。というのが、姿勢を乱す元になっている**のです。

重いバッグを右肩、左肩のどちらかに集中させる。当然、片側だけに比重がかかるため、そちらの肩は落ちてしまいます。体の左右バランスが崩れると、骨盤のズレが生じて腰痛になったり、コリやハリが生まれやすい体になってしまいます。

そして、姿勢の乱れから老いの加速へ……。

何にせよ、よいことはありません。

それなら、リュックに変えてみませんか？

リュックなら、荷重が左右均等にかかるのでバランスが崩れませんし、なにより、両肩から背中まで使って背負うことになるので、重たい荷物も軽く感じられます。

リュックは着こなしが難しい？　いえいえ、最近はビジネス用、女性用といろいろな種類が出ていますし、難しいからこそ、挑戦しがいがあるというものです。

生活改善案

06

パソコン作業時は姿勢をチェック

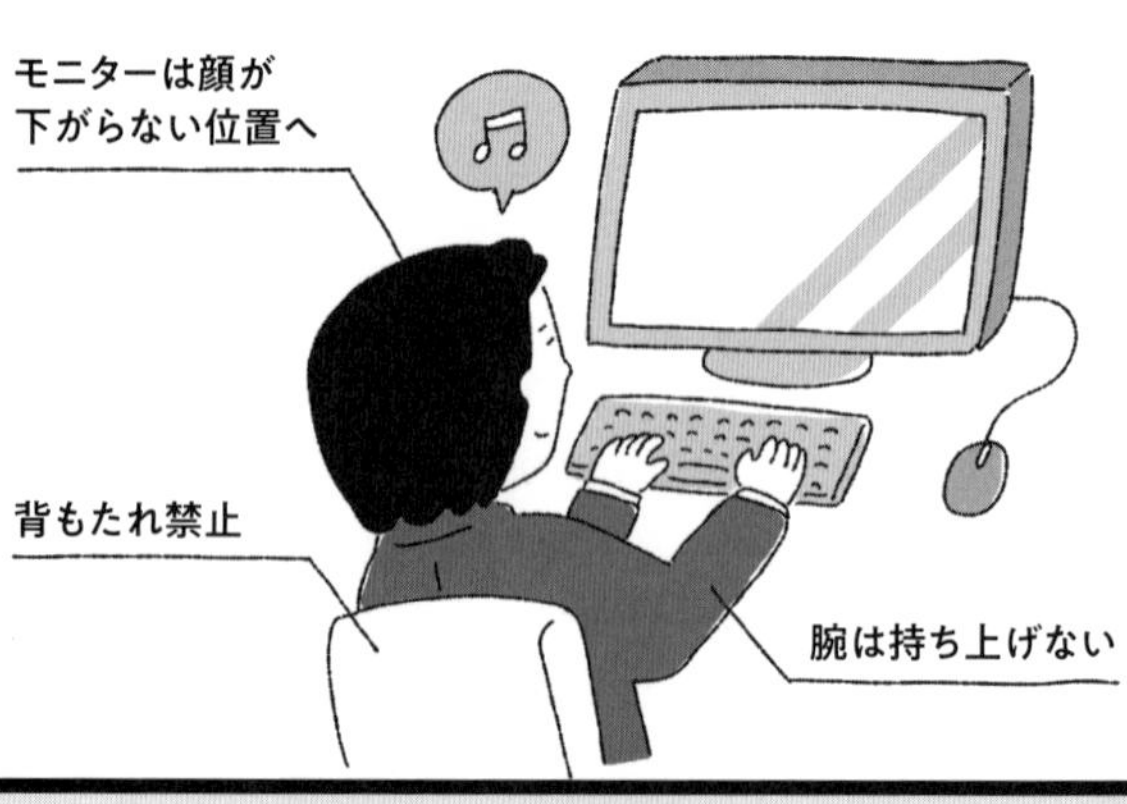
モニターは顔が
下がらない位置へ
背もたれ禁止
腕は持ち上げない

今の時代、就業時間のすべてをパソコンの前で過ごす……なんて人も増えています。座りっぱなしで、腕を伸ばしっぱなし。トラックやタクシーのドライバーも同じような姿勢になりますが、運転中は多少の緊張感があり、これが姿勢を正すきっかけになることもあります。

ただ、パソコンの作業中は、身の危険を感じることもないでしょう。そのため、気をつけていないと、骨盤をうんと後傾させて座り、肩甲骨をグーンと開いて腕を伸ばすような姿勢になりがちです。パソコン作業に従事している人は、もはや、もっとも姿勢が乱れやすいといえるかもしれません。

背もたれを使わずに座ることを心がけてほしいのはもちろんですが、さらに気にかけてほしいのがモニターの位置です。ちゃんとまっすぐ前を向いた位置にありますか？　ないなら、高さを調節して、**作業中はまっすぐ前を向けるようにしましょう**。

ちなみに、ノートパソコンはずっと下を向くことになるのでおすすめしません。もし、ノートパソコンでの作業が長時間続くときは、首のストレッチを入念に行うようにしてください。書類を書く時間が長い人も、首のストレッチは入念に。

生活改善案

07

まっすぐ前を向いて歩く

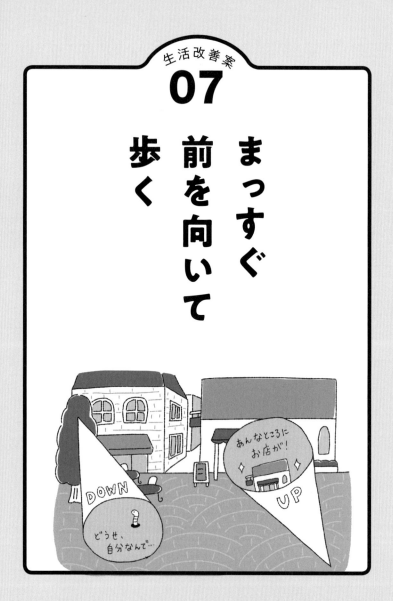

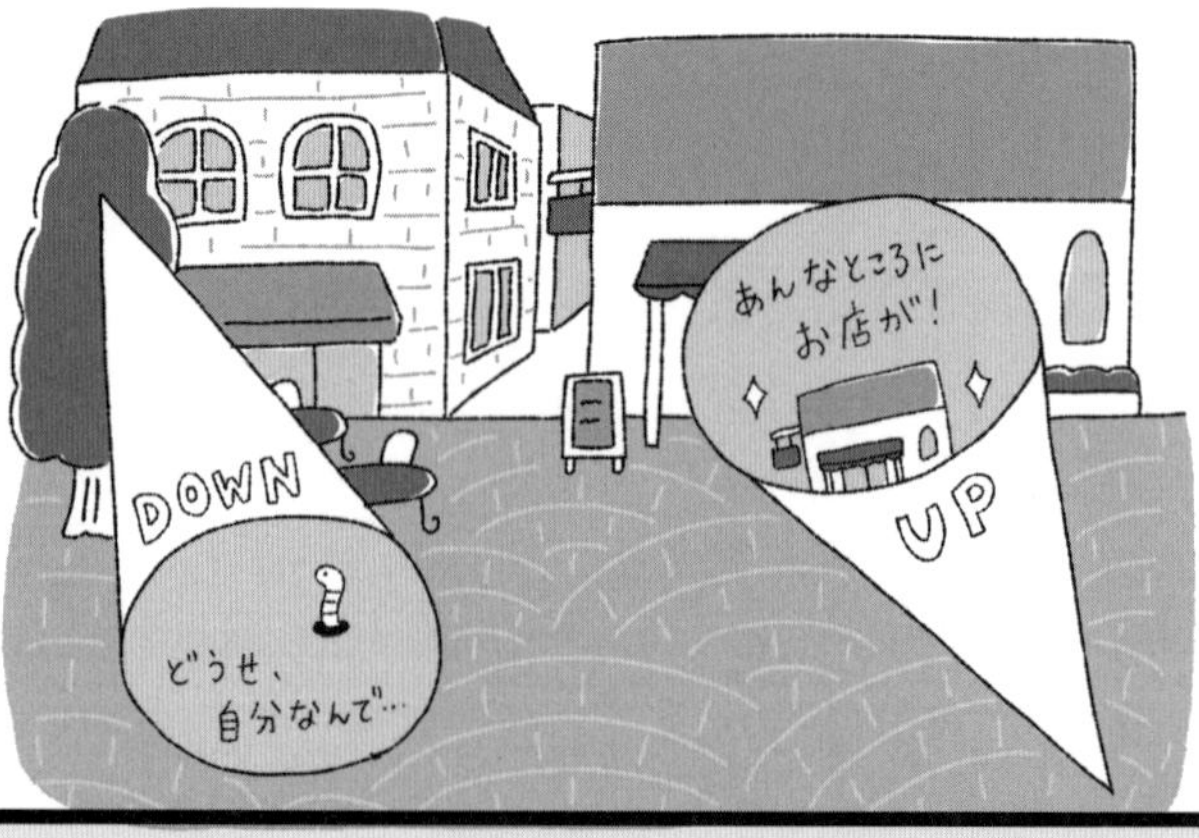
DOWN
どうせ、
自分なんて…
UP
あんなところに
お店が！

まっすぐ前を向いて歩く。

まるで小学生の標語のような改善案ですが、ついつい下を向いて歩いてしまう。そんなふさぎ込みやすさがあるのが、今の世のなかです。

しかし、だからこそ前を向こうではありませんか！

歩きスマホをしている場合ではありません。前を向いて歩きましょう。

前を向けば、見慣れた町並みのなかにも、新しい発見があるはずです。

新しくできた自分好みのお店。頑張って働く人々の姿。なにより、前を向いて歩くことで、どんどん変わっていく自分の姿勢。

さらに、せっかく前を向いて歩いているのなら、**その最中、クッと肩甲骨を引き寄せたりもしてみましょう**。「3．若返りトレーニング（P8）」や「4．肩甲骨クローズ（P10）」を続けていれば、肩甲骨を引き寄せる動きができるようになります。

クッと引き寄せれば、背すじがスッと伸びて、歩幅もグッと広がります。

「クッ、スッ、グッ」で、スタスタ歩けるようになっていく。そんな自分を見つけることができれば、ただ歩いているだけでも、たのしくなってくると思います。

生活改善案

08

同姿勢、1時間以上は禁止

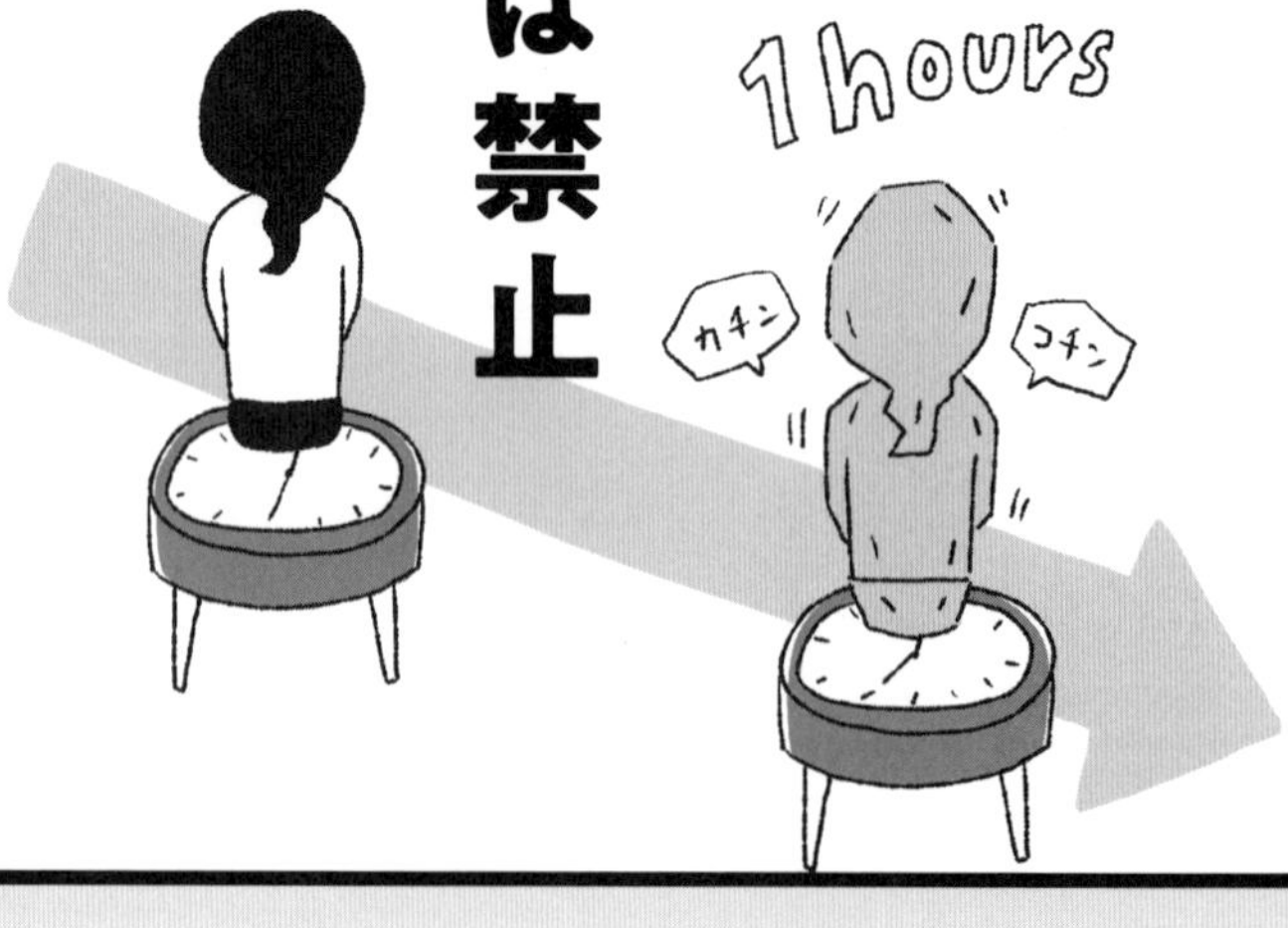

石の上にも三年。ということわざがあります。これは、どんなに冷たい石でも三年も座っていればあたたまる。ということから転じて、辛抱していればいつかは成功するという意味ですが、体はそうはいきません。

イスの上にも三年。だったら、体はカチコチになり、それこそ石のように冷たくなってしまいます。

というわけで、仕事やスポーツで辛抱するのはよしとしても、体を動かさずに辛抱するのはやめましょう。

目安は1時間。可能ならば、座って1時間、立って1時間、仕事をするのが理想的ですが、**もし1時間座りっぱなしなら、立ち上がって少し周囲を歩きましょう**。

意外とこれを実践しているのが喫煙者だったりします。ちょっと仕事をしたら、すぐに席を立って喫煙室へGO。このサイクル、健康という面で見れば、決して悪くはないのです。まあ、喫煙が健康を損なってはいますが……。

ただ、そんな姿を苦々しくも、うらやましくも感じることがあるのなら、自分でも1時間に一度はフラフラしてみませんか。

生活改善案

09

いつでもどこでもお腹を凹《へこ》ませる

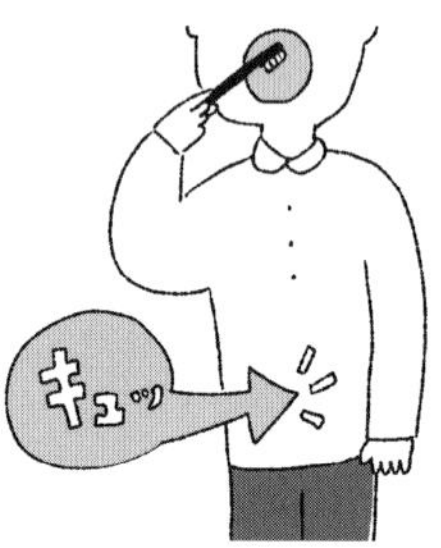

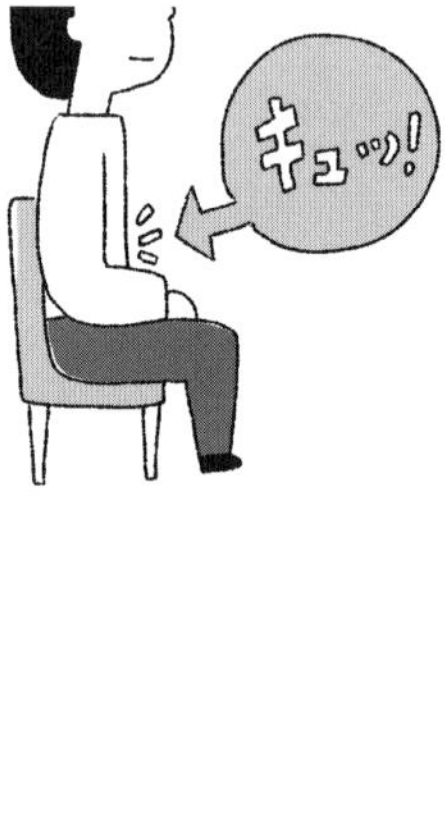

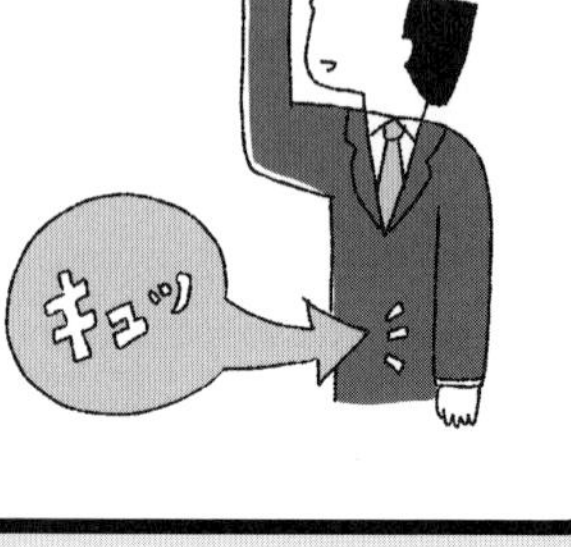

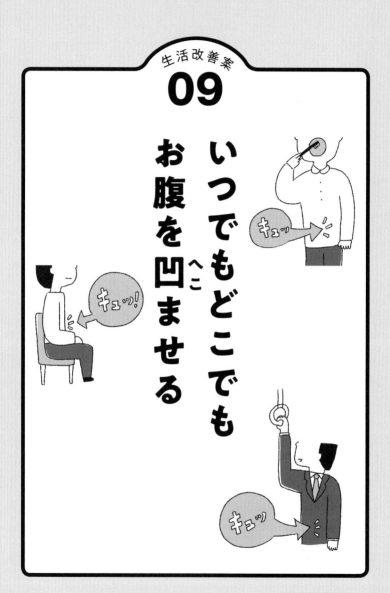

本書でおすすめしている「5．腹凹《へこ》体操（P12）」ですが、ここでも、あえて言わせてもらいます。

とにかく、**気がついたらお腹を凹ませてください**。

クセになるくらいに、10秒間お腹を凹ませる。なんでもやりすぎは体に毒といいますが、腹凹に害はありません。さすがに、24時間凹ませ続けるのは問題ですが、**1回10秒**という区切りをつければ、やっただけ効果が出るのが、この体操です。

立っていてもお腹をキュッ、歩いていてもお腹をキュッ、座っていてもキュッ。

とにかく、いつ何時でも、キュッ、キュッ、キュッ、キュッです。

お腹を凹ませれば、体幹が安定するため、姿勢を正しやすい状態をつくれます。生活改善の基本は腹凹体操。そういってもいいくらいなので、とにかくやってみましょう。

これで腹まわりの体幹がしっかりすれば、どんなにバランスを崩しても即座に体が反応し、つまずいたりすることも少なくなっていきます。いわゆる腰がすわった状態です。

体は心を映し出す鏡ともいわれますから、もしかしたら、精神的にも腰がすわった人になれるかもしれません。

生活改善案

10

駐車場はなるべく目的地から遠い所に

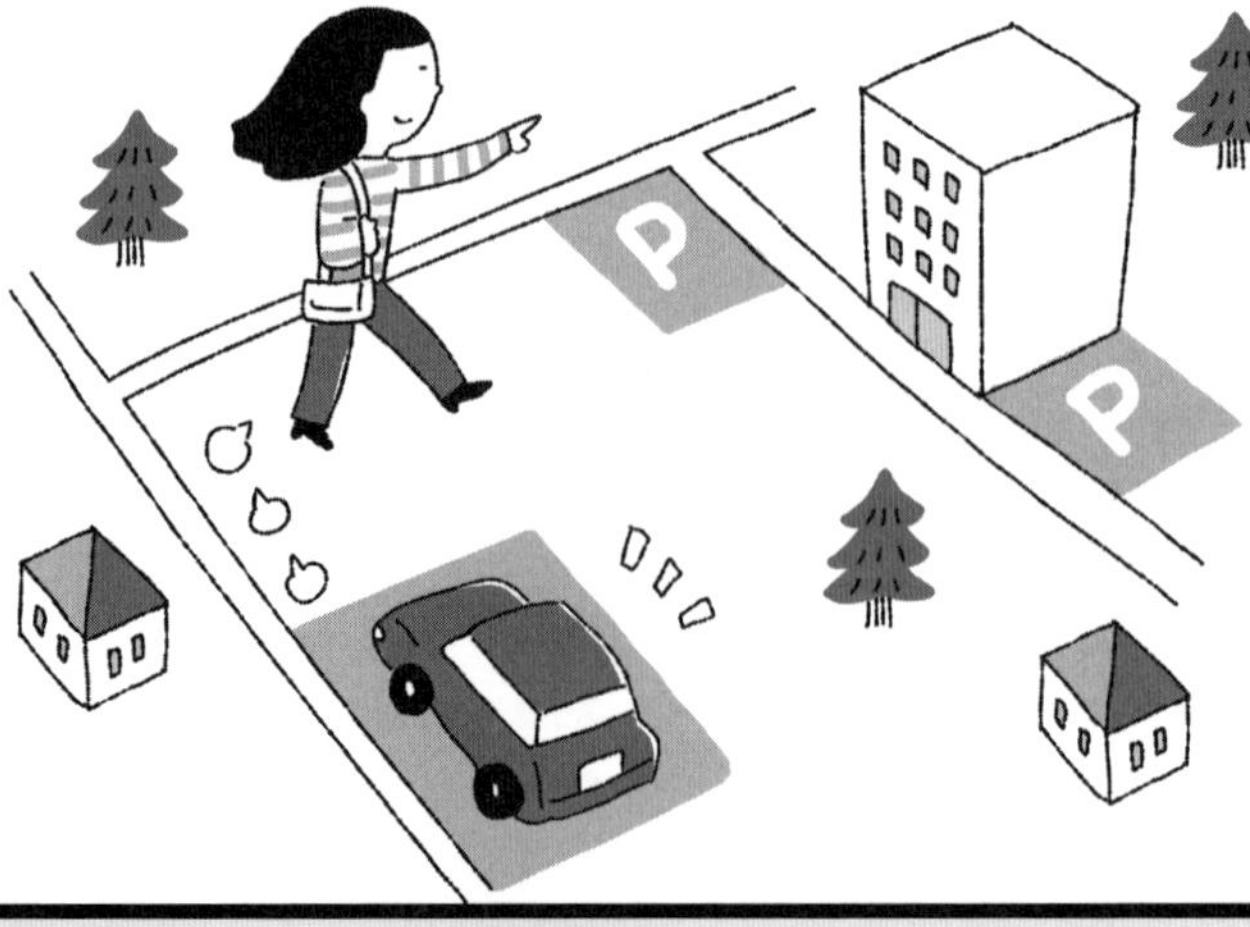

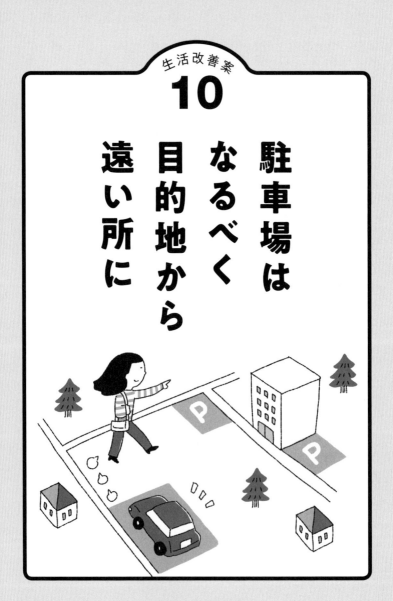

目的地の近くに来たのに、駐車場が見つからない。

いいじゃないですか。だったら、遠くに停めちゃいましょう！　見覚えのない道ならば、顔はしぜんと前を向きます。スマホの地図ばかりに頼るのも、やめましょう。キョロキョロまわりを見渡して、**気付けば首のストレッチ**。

ちょっぴり時間がなくなった。**こうして、早足、大股歩き**。

息を切らして到着したから、**ゆっくりスーハー深呼吸**。

と、少々リズミカルな言葉がならびましたが、ふだん、運動する機会が得られない人は、このような、**ちょっとしたことから運動の機会をつくればいい**のです。

考え事があるときは、1つ前の駅で電車を降りて、歩いて帰るというのもよいでしょう。運動する機会というのは、探し出せば、意外とつくれるものです。

車関連で、もう1つ。運転中も、極力背もたれを使わないよう気をつけてほしいところです。ただ、今まで背もたれを使っていたのに、いきなり使わないとなると、いつもと感覚が変わってしまい、事故を起こしやすくなるかもしれないので、座席のリクライニングを、今までよりも垂直に近い位置にもっていくようにしましょう。

自分なりの改善案を見つけよう

さて、ここまで紹介した10の改善案ですが、ポイントはそれほど多くありません。

- **骨盤が後傾するような姿勢は避ける**
- **肩甲骨が開くような姿勢は避ける**
- **運動の機会をつくる**
- **弱っている筋肉を動かす**

だいたい、この4つに集約されています。

10の改善案を生活に取り入れていけば、姿勢の取り方、あまり使ってこなかった筋肉を使った感覚、運動する機会のつくり方などが、だんだんとわかるようになってきます。そうなったら今度は、自身の生活に適した改善案を探してください。

そして、日常から「動かない負担」を取り除くよう体操を行っていれば、肩こりの症状は徐々に緩和されていき、**気付けば肩こりを気にすることなく生きていける**でしょう。

このときこそ、肩こりが完治した瞬間です。

若返る自分、思い出になる肩こり

その日がいつやってくるかはわかりません。

何しろ、肩こりの症状は個人差が大きく、何十年と肩こりに悩まされた人だと、脳も「肩こりになっているのが当たり前」という認識をもっています。体のなかではコリやハリが改善しても、脳は変わらず、肩から送られてくる信号を「また肩こりの信号が来た」と処理してしまい、結果、肩こりの症状を感じてしまう。ということすらあるのです。

ですから、肩こりがいつ治るのかを述べることはできません。

しかし、本書は、**〝老いすら治す肩こりの本〟**。

運動の機会をつくり、姿勢を正し、弱くなった筋肉にアプローチし続けていれば、肩こりの緩和より先に、老いが止まった、いえ、若返っているかもしれないと、実感するときがやってきます。

このような変化は、体操と生活改善に真剣に取り組んでいただければ、3週間目くらいから感じてもらえると思います。

昔より疲れにくくなった。

歩くことがラクになった。

ごはんがおいしく感じられた。

散歩が日課になった。
明るくなった。

とにかく、さまざまなよい変化を感じることができるでしょう。
そして、これらの変化を感じたとき、肩こりも確実に治ってきています。

あとは、気持ちの問題です。

大丈夫。肩こりは治ります。

そのことに気付いたとき、長年苦しめられていた肩こりは、もうなくなっています。
そして、いつしか、「肩こり？　そんなときもあったなぁ」と、悩まされていた日々が思い出に変わる日がやってくるでしょう。

最後に1つ注意点

ここまで長々とお付き合いいただき、ありがとうございました。

本書もこれで終わりとなりますが、最後に1つだけ、お伝えしておきたいことがあります。

本書の体操と生活改善で、肩こりは確実によくなっていきます。

しかし、なかには「よくならなかった」「痛みが増した」という人もいるかもしれません。

多くの場合、体操がうまくできていないことが原因ではありますが、その前にお聞きしたいことがあります。

「もしかして、肩だけでなく、腕や脚にしびれなど違和感がある症状が出ていませんか？」

もし、思い当たる節があるならば、すぐに病院に行ってください。

手足のしびれは、神経の圧迫によるものかもしれません。

脊椎（背骨）には、脊柱管という神経の束を通す場所があります。「脊柱管狭窄症《せきちゅうかんきょうさくしょう》」という名前を聞いたことがある方も多いと思います。よく、腰痛だと思って病院に行ったら、そう診断された。という人が多い症状ですが、これは、頸椎《けいつい》でも起こるのです。

ですので、この疑いを晴らすためにも、しびれなどがある方は、一度病院でしっかりと診てもらうようにしてください。

結果的に何もなかったのなら、それに越したことはありません。

その確認をするためにも、病院でレントゲンを撮ってもらいましょう。

緊急復活 コリー＆ハリーとの別れ

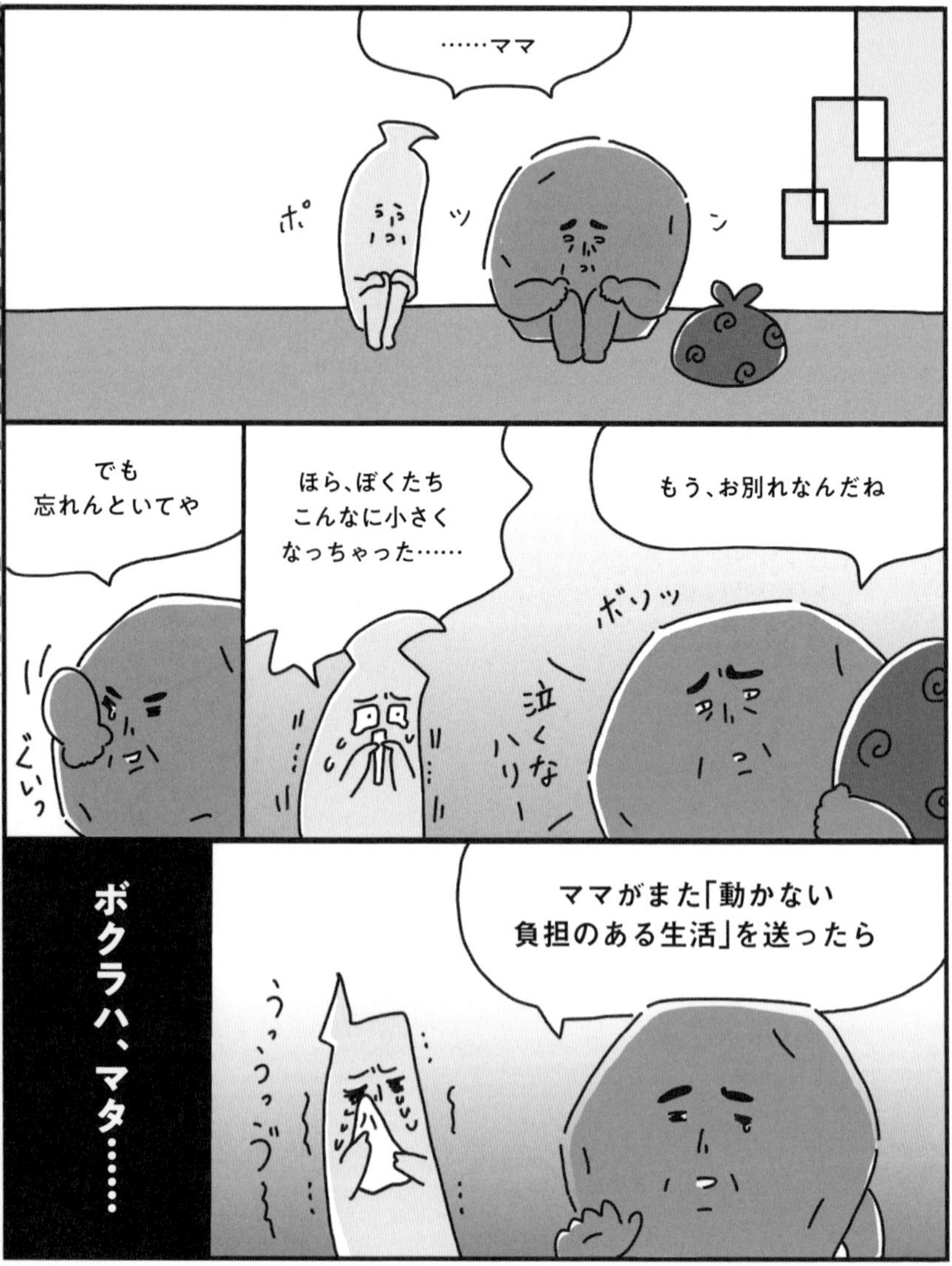

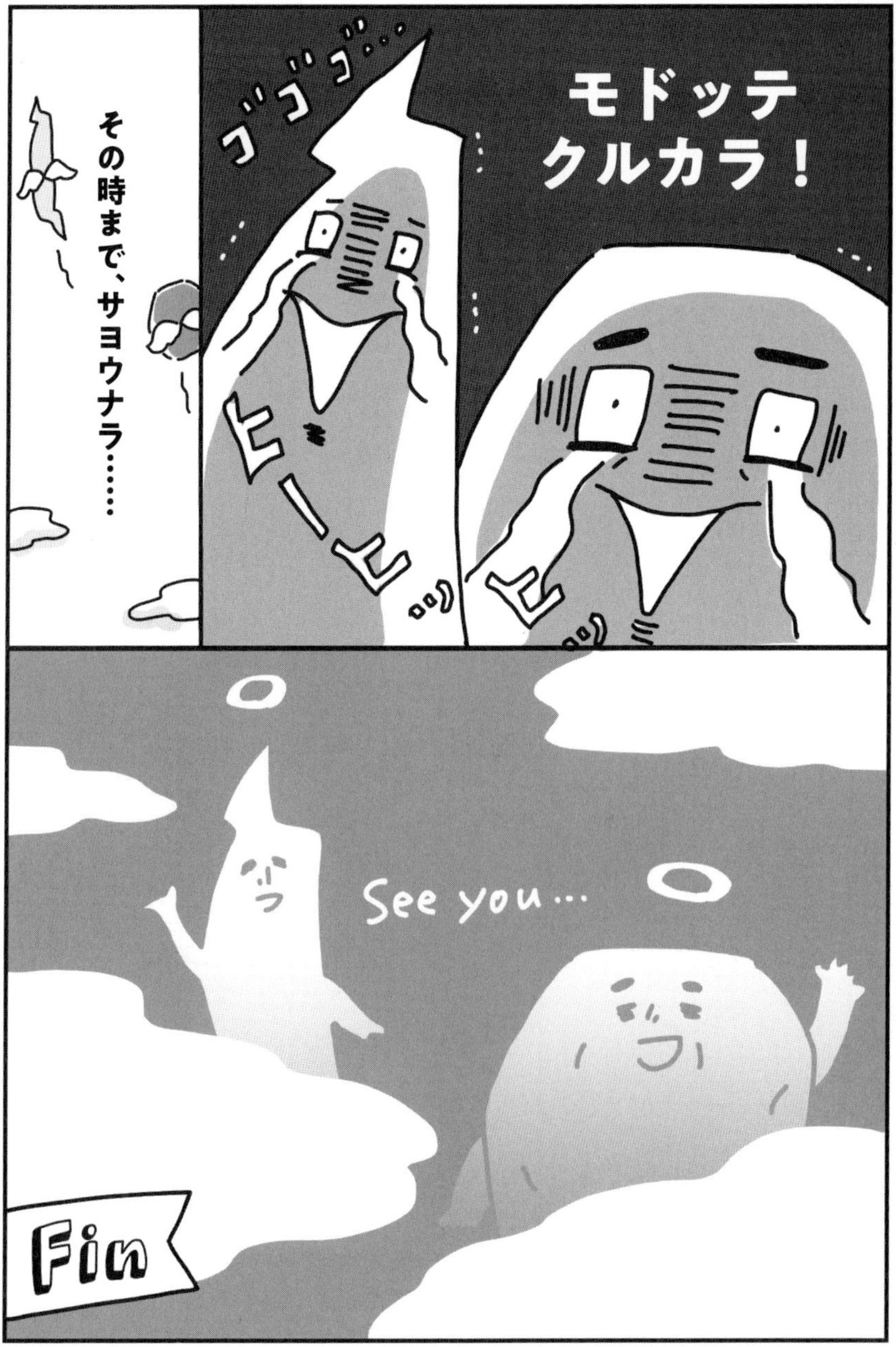
モドッテ
クルカラ!
ゴゴゴ…
ヒーン
その時まで、サヨウナラ……
See you…
Fin

超

おさらい!!

肩こり完全フローチャート

最後に、肩こりになる流れと治し方の手順を整理して紹介いたします。
もし、本書で肩こりが改善されたら、このページを参考に
肩こりで悩むほかの方を健康の道へと誘ってあげてください。

動かない生活

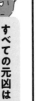

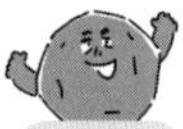

すべての元凶はココ！
本書では、この元凶を生活改善で変える！

生活改善

→第４章

肩甲骨の開き、
骨盤の後傾

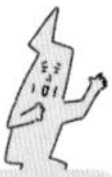

問題は、開いたまま動かない、
後傾させたまま動かないことなんだ

動かない負担

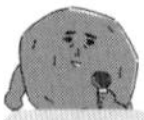

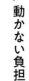

骨が動かなければ筋肉も動かない。
ここで、ぼくコリーが生まれるんだ

コリー発生

一時的な肩こり

肩甲骨、骨盤が変位したまま定着

ハリー発生

周囲の筋肉がこり固まれば、骨も動かない。こうして肩甲骨や骨盤が変な位置に収まるんだ。そして、ぼくハリーが誕生ってわけさ

体操 →巻頭、第２章

姿勢の悪化

肩甲骨と骨盤が歪めば、姿勢だって変わる

紹介している体操を続ければ、姿勢もよくなるよ。体操で現状の体の悪化を防ぐ。生活改善で元凶を潰す。この2つで、肩こり、すなわちぼくたちを消し去るって寸法だ！

体操 →巻頭、第２章

姿勢からくる老い

・慢性肩こり ・慢性腰痛
・疲れやすい体 ・徹夜できない
・内臓機能の低下 など……

姿勢が変われば、運動パフォーマンスはグンと落ちる。これを「老い」と感じる人が多いんだ

運動不足

そして、疲れるからよけいに動かなくなって運動不足が深刻になる

で、さらに動かない生活になり、負のループに陥るってわけ

おわりに

本書では、肩こりや腰痛の原因とその対処方法について、できるだけわかりやすく解説しました。

姿勢をコントロールすることは、肩こりや腰痛によいばかりではなく、スポーツのパフォーマンス向上にも役立ちます。

私はスポーツ医学を専門に研究しています。選手を速く、強くするために行うエクササイズには、肩甲骨を引くための「菱形筋《りょうけいきん》」と骨盤の傾きを調整する「腹横筋《ふくおうきん》」の働きがとても重要であることが明らかとなっています。

本書を読まれた方には、理解いただけたと思いますが、これらのエクササイズは選手のためだけではなく、みなさんの肩こりや腰痛への対処方法としても最適な方法なのです。

2020年には、東京に、世界のトップアスリートが集まってきます。選手の活躍を応援しながら、「この選手の肩甲骨はこんなに動くんだ」「この選手の走るときの姿勢はなんて美しいんだろう」と、人間のもっている最高の機能美を堪能してほしいと思います。

選手たちは、自分の身体の限界に挑戦し続けて、すばらしい機能を手に入れました。みなさんも、自分の身体の機能を高めて、一生自分の足で歩いていられるような身体づくりをしてください。

本書がその支えになれば、望外のよろこびです。

早稲田大学スポーツ科学学術院　金岡恒治

私がこれまで、多くの患者さんを診てきて教えられたことは、「肩こり」「腰痛」は、老化のサインであるということです。体が教えてくれたサインに敏感に反応し、幸運にもこの本を手にしたみなさまは、チャンスを手にしたと思います。

今回、かんたんな体操を厳選させていただいたのは、生活の一部に取り入れてほしいという思いからです。さらに、第4章の生活改善。これこそが、肩こり、腰痛、そして老化予防につながると考えています。

生活が変化し、肩こり、腰痛が変化し、活動性が高まると、症状だけでなく、見た目までよくなるという副産物も生まれると思います。

本書をヒントに、みなさまの生活、そして未来が変わったとしたら、本当にうれしい限りです。

そして、自分の身体は、自分で守ることが当たり前な世のなかになることを願って、この本をお贈りします。

健康科学大学　成田崇矢

著者

金岡恒治　かねおか こうじ

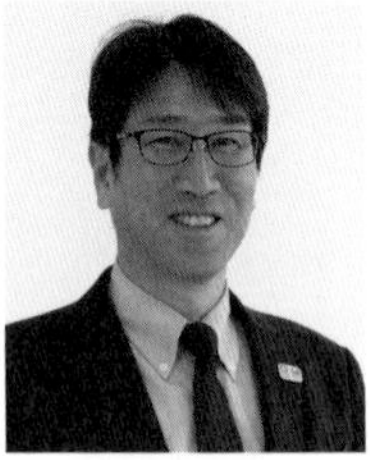

整形外科医師。早稲田大学スポーツ科学学術院教授。オリンピック帯同スポーツドクター。1988年に筑波大学を卒業。筑波大学整形外科講師を務めた後、2007年から早稲田大学でスポーツ医学および運動療法の教育・研究にたずさわる。シドニー、アテネ、北京五輪の水泳チームドクターを務め、ロンドン五輪にはJOC本部ドクターとして帯同した。アスリートの障害予防研究に従事しており、体幹深部筋研究の第一人者。

資格・委員等：日本整形外科学会専門医、JSPOスポーツドクター、日本水泳連盟理事・医事委員長、JSPOアスレティックトレーナー部会員、JOC情報医科学専門部会員、Tokyo2020組織委員会アドバイザーほか

成田崇矢　なりた たかや

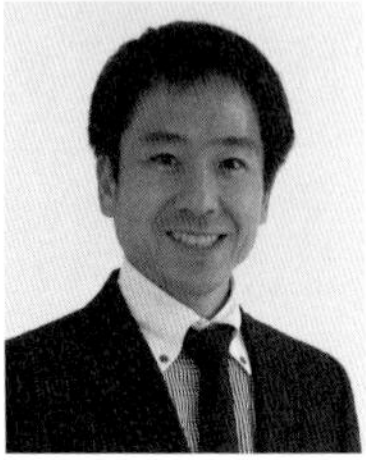

理学療法士。健康科学大学健康科学部理学療法学科教授。オリンピック帯同トレーナー。1997年に群馬大学医療技術短期大学部を卒業。11年間の臨床経験の後、2015年から現職。ローマ、上海、バルセロナ、ブダペストの世界水泳大会、およびリオ五輪の飛込競技日本代表トレーナーとして帯同した。徒手療法と運動療法を用いて、疼痛を除去するスペシャリストであり、その効果の研究も行っている。

資格・委員等：理学療法士、JSPOアスレティックトレーナー、日本水泳連盟医事・科学委員

肩こりを治せば、老いも止められる

著　者　金岡恒治、成田崇矢
発行者　高橋秀雄
編集者　山下利奈
発行所　**株式会社 高橋書店**
〒112-0013　東京都文京区音羽1-26-1
電話　03-3943-4525

ISBN978-4-471-03256-2　

本書の内容についてのご質問は「書名、質問事項（ページ、内容）、お客様のご連絡先」を明記のうえ、郵送、FAX、ホームページお問い合わせフォームから小社へお送りください。
回答にはお時間をいただく場合がございます。また、電話によるお問い合わせ、本書の内容を超えたご質問にはお答えできませんので、ご了承ください。
本書に関する正誤等の情報は、小社ホームページもご参照ください。

【内容についての問い合わせ先】
書　面　〒112-0013　東京都文京区音羽1-26-1　高橋書店編集部
F A X　03-3943-4047
メール　小社ホームページお問い合わせフォームから　(http://www.takahashishoten.co.jp/)

【不良品についての問い合わせ先】
ページの順序間違い・抜けなど物理的欠陥がございましたら、電話03-3943-4529へお問い合わせください。ただし、古書店等で購入・入手された商品の交換には一切応じられません。